中医特色技术创新及在脾胃病临床应用

主编

吕 艳 黄晓燕 黄 沂

全国百佳图书出版单位
中国中医药出版社
·北京·

图书在版编目（CIP）数据

中医特色技术创新及在脾胃病临床应用 / 吕艳，黄晓燕，黄沂主编 . — 北京：中国中医药出版社，2022.12

ISBN 978-7-5132-7606-1

Ⅰ . ①中…　Ⅱ . ①吕… ②黄… ③黄…　Ⅲ . ①脾胃病—中医治疗法　Ⅳ . ① R256.3

中国版本图书馆 CIP 数据核字（2022）第 077265 号

中国中医药出版社出版

北京经济技术开发区科创十三街 31 号院二区 8 号楼

邮政编码　100176

传真　010-64405721

三河市同力彩印有限公司印刷

各地新华书店经销

开本 880×1230　1/32　印张 8.75　彩插 0.5　字数 215 千字

2022 年 12 月第 1 版　2022 年 12 月第 1 次印刷

书号　ISBN 978-7-5132-7606-1

定价　56.00 元

网址　www.cptcm.com

服 务 热 线　010-64405510

购 书 热 线　010-89535836

维 权 打 假　010-64405753

微信服务号　zgzyycbs

微商城网址　https://kdt.im/LIdUGr

官 方 微 博　http://e.weibo.com/cptcm

天猫旗舰店网址　https://zgzyycbs.tmall.com

如有印装质量问题请与本社出版部联系（010-64405510）

《中医特色技术创新及在脾胃病临床应用》
编 委 会

主　　编　吕　艳　黄晓燕　黄　沂

副主编　潘红霞　韦衡秋　刘礼剑　石丹梅
　　　　　邓　旭　陈海燕

编　　委　（以姓氏笔画为序）
　　　　　王　萌　王兴丽　王道刚　韦丽萍　刘　莉
　　　　　杨成宁　陈　然　陈柘芸　陈雅璐　林奉佼
　　　　　郑超伟　赵一娜　秦娟文　曹云云　梁　雪
　　　　　彭春妮　覃莛茗　谢　莹　廖　莹　廖子鹏
　　　　　廖纬琳　廖雨莎　黎丽群　潘东洪

学术秘书　杨　芳　姚　芮

前　言

灸法、拔罐、刮痧是常用的中医诊疗技术，具有简、便、廉、验的特点，其历史源远流长，为我国的中医药医疗保健事业作出了卓越的贡献，其显著的疗效已举世公认并深受广大民众的喜爱，就像三颗璀璨的明珠在中华中医药学伟大宝库中经久不衰，在传承挖掘中不断地创新发展。

《中医特色技术创新及在脾胃病临床应用》一书是基于中医特色技术创新性研究与临床应用的专著。灸法是中华医学的瑰宝，《灵枢·官能》中亦有"针所不为，灸之所宜"的记载。灸法由史书记载的传统手工灸法到20世纪90年代末灸盒灸的发明，实现了历史性的突破；但传统灸法存在温度不恒定、易烫伤、反复刮灰、灸药单一，以及灸盒不规格化、排烟大污染环境、耗材及耗人力大等诸多关键技术不足。

自2007年以来广西中医药大学第一附属医院新开展雷火灸治疗项目。雷火灸具有显著疗效，已成为国家中医药管理局特别推荐的中医适宜技术；但由于其药物价格昂贵、操作工具陈旧及操作繁琐等而难以在临床上广泛开展，不能满足护理工作高效率的需求。医院脾胃病科护理团队从2008年起对灸法提出恒温灸理论创新，并在护理工具及操作方法上进行改良与改进；2009年研发了新型恒温灸具。为解决关键核心技术的不足，我们历时13年潜心研究，在灸法理论、灸具改良与关键技术创新及护理方案规范化等方面均取得突破性成果，凸显社会、生态、环保效益。

随着中医药事业的飞速发展及中医适宜技术的推广应用，灸法、拔罐、刮痧等中医特色疗法存在诸多的关键技术、操作工具及方法学的问题与弊端，在护理领域中的应用缺乏科学化、规范化及标准化。我们通过灸法理论创新、工具创新与操作方法创新，将传统拔罐和刮痧创新为辨证中药竹筒拔罐及中药竹筒刮痧，将中药煮沸，能达到拔罐、刮痧与竹筒热效应、中药药效的协同作用从而加强治疗效果。临床上广泛应用创新的中医特色技术对脾胃病进行研究，观察患者临床疗效、症状改善、住院时间、护理工作效率、患者满意度及依从性等，以解决寒湿热虚瘀夹杂的复杂性临床问题，并进一步推广应用。以中医辨证理论和经络学说为指导，从辨病、辨证及辨体质的角度出发，选择督脉、任脉及足太阳膀胱经取穴为主穴，脾、胃、肾经取穴为臣穴，从背、腹及四肢等进行辨证选择经络与穴位，起到调阴阳、气血及脏腑的作用，并对恒温灸法、中药拔罐及中药刮痧进行中医护理理论、操作方法及工具的创新。

2013 年以来，针对脾胃病的中医辨证多属脾胃虚寒及寒热虚湿瘀夹杂，我们提出采用恒温灸法联合中药拔罐及中药刮痧治疗脾胃病复杂的临床病证具有重要意义，并进行规范化研究与应用，从中医辨证及补泻原则对恒温灸法、中药拔罐、中药刮痧经络与穴位选择，以及温度、时间、量和拔罐具及刮痧具大小、力度和出痧程度等关键环节进行系统的研究与应用，构建了技术的标准操作流程及规范化护理方案，使恒温灸法、中药拔罐及中药刮痧操作更为科学化、简单化、规范化。随着对中医特色技术治疗脾胃病的科学化、标准化、规范化、简单化和人性化的认识深入与技术的不断提升，对脾胃虚寒夹杂型脾胃病患者，采用恒温灸法、中药拔罐及中药刮痧的联合应用取得显著疗效。我们团队先后获广西科技厅攻关课题、广西卫健委中医药科技专项课题与医疗卫生适宜技术研究与开发课题等13项；获国家实用新型专利10项，包括恒温灸具（专利号：ZL 200920141292.5）、恒温可调控灸具（专利号：ZL 201520986728.6）、艾灸与雷火灸万向机械神手（专利号：ZL 201520986620.7）、艾灸与雷火灸专用治疗车（专利号：ZL 201520987446.8）、一种多功能医用灸条灭火罐（专利号：ZL 201920088682.4）、一种挂壁式引燃器（专利号：CN 202022929984.5）、一种医用灸疗床（CN 202021599472.0）、一种便于温经姜疗的新型灸架（ZL 201820277225.5）、拔罐保温车（专利号：ZL 201520987425.6）、拔罐清洗消毒烘干机（专利号：ZL 201520986776.5）；获奖10项，其中2016年获中华护理创新发明奖三等奖，2019年获中华中医药学会首届中医护理技术创新大会第一名、广西中医护理技术创新大赛特等奖、中国民族医药科技奖二等奖，2017年获中国民族医药科技奖二等奖、广西壮瑶药协同创新学术成果奖一等奖、广西医药卫生适宜技术推广奖二等奖2项、广西护理学会科技奖二等奖，2022年获中华护理科技奖三等奖；发表相关学术论文43篇，其中核心期刊13篇；主编全国中医药行业高等职业教育"十三五"规划教材《中医护理》（中国中医药出版社2018年出版），恒温灸法已写入教材；中医特色技术学术影响较大，在省内外医院推广与应用，效果显著。

回顾多年中医护理技术的传承、发展与创新之路，我们有硕果累累的喜悦，但也有发展与创新的坎坷与艰辛。希望通过本书的出版，能为中医护理事业的发展与创新尽绵薄之力。推动中医适宜技术走向世界并被世界所认可，不断发展和弘扬我国优秀的中华医药文化遗产，造福子孙后代并遗留千古，为此尽一己的微薄之力是我们最大的愿望。由于编者水平有限，敬请同行和读者能为本书的尽善尽美提出宝贵意见和建议，我们衷心地期待听到不同的声音和形成学术探讨之风。

吕 艳

2022 年 3 月

免费使用本书数字资源步骤说明

本书为融合出版物，相关数字化资源（如图片、视频等）在全国中医药行业教育云平台"医开讲"发布。

资源访问说明

扫描二维码下载"医开讲"APP 或到"医开讲网站"（www.e-lesson.cn）注册登录，在搜索框内输入书名，点击"立即购买"，选择"全部"，点击"选择支付"（0.00 元），显示支付成功。

点击 APP 首页下方"书架"–"我的订单"，找到本书，即可阅读并使用数字资源。

目 录

上 篇
中医特色技术起源与创新

中　篇
中医特色技术操作

第六章　恒温艾灸 …………………………………… 193

第七章　恒温雷火灸 ………………………………… 197

下　篇
中医特色技术在脾胃病临床应用

上篇

中医特色技术起源与创新

| 第一章 |
灸法的起源与恒温灸法创新

第一节　灸法的起源与发展

中医学的治疗方法主要有灸法、针法、汤药，可谓"三足鼎立"。灸法是我国传统医学中一朵艳丽的奇葩，吴亦鼎在《神灸经纶》中说："夫灸取于火，以火性热而至速，体柔而用刚，能消阴翳，走而不守，善入脏腑，取艾之辛香做炷，能通十二经，入三阴，理气血，以治百病，效如反掌。"在我国古代，许多医学大家在治疗中都偏爱灸法，在几千年的历史长河中，灸法亦在运用中不断发展、沉淀。

一、追本溯源话"灸"字与灸法

灸是形声字，以"火"为形旁，则含义跟火有关。《说文解字》曰："灼，灸也。"灸字最早的记载不是用于医学之词，而是木工的术语。在制作兵器矛柄时，须检测矛柄的强弱，矛柄之间的弯曲度是否均匀合适，这道工序为"灸"。灸既考究其木质，更考究其火候。人类历史的发展是一个由低级到高级，由最初认识自然发展为利用自然物加工的进展过程。祖先们利用树木的枝条作为灸材，手持点燃的树枝条熏灸局部治疗疾病。

灸借助火的热力治疗疾病，多用于治疗各种老病久病，效力持久且需持久施灸，故"久"。象形字"久"字，是用一定的物体形象来表达特定的含义，且由其读音和图画文字演变而来。"久"读"灸"音，《吕览·贵已篇》曰："操杖以战。"《六书正伪》解析："丈，借为扶行之丈。老人持丈，故谓之丈人。别用杖通。"盖壮年持之以从戎，老迈解甲以为杖，人老物旧，故曰久。老者寿也。寿，《说文解字》云："久也。"久字之形，左上为老者，右下为拄杖，其意为老人旧物，柄杖之所以经久耐用，其功在火，其用在于刺地助行。《说文》云："久，以后灸之，象人两胫后有距也。"说的是这个"久"就像是一个人后面有棍子抵住一样。灸就是用明火贴附着体表皮肤灼烧，用通俗的话来讲就是"着肤烧"，这就是灸的本来意义。在殷墟出土的甲骨文中有这样一个字，其形象为一个人躺在床上，腹部安放着一撮草，很像用艾灸治病的示意。

《庄子·外物》载："木与木相摩则燃。"《绎史·太古第一》载："燧人钻木取火，炮生为熟，教人熟食。"由此可知，古人在远古时代已经掌握了取火和用火的方法。火，原是大自然中的一种自然现象，如自然界火山爆发的大火，雷电使树木、草、含油物质等燃烧而产生的天然之火。生活于距今 170 万年前旧石器时代的早期古人类元谋人，是迄今已知世界上最早的用火人，在同一地点同一层位发掘出少量石制品、大量炭屑和哺乳动物化石，证明元谋人已经可以制作工具和使用火。

火就像太阳一样温暖，阳光普照不仅是光明的象征，也是万物生长和人类火作用于人体，具有祛风散寒、温通血脉、舒展筋骨、散瘀止痛等作用。灸法起源于原始社会的旧石器时代，随着使用火的日益频繁，人们偶然发现身体不适部位被飞溅的火星烧灼后，疾病的不适可得以消除或缓解；在发病时，试探着将树枝点燃，烧灼那些部位，症状也得以消除或缓解。这无形中给人们以启迪，将零零星星、点点滴滴的经验，日积月累发展为灸法。灸法是我国古代劳动人民在与疾病长期斗争中发明创造的，是中华医学的瑰宝，也是针灸学的重要组成部分。灸的发明是古人在用火方面取得的重要成果，经过不断实践，人们选用了既易点燃又有药理作用的艾草作为灸的主要材料，并将这种方法称为艾灸。

二、历经几千年时光神奇灸法与历史沿革

（一）春秋战国时期

古代文献中，最早提到以灸法治病的是《左传》。医缓是春秋时代秦国的一位名医，后来被用来泛指良医。《左传·成公十年》载："公（晋侯）疾病，求医于秦。秦伯使医缓为之。未至，公梦疾为二竖子，曰：'彼良医也，惧伤我，焉逃之？'其一曰：'居肓之上，膏之下，若我何？'医至，曰：'疾不可为也，在肓之上，膏之下，攻之不可，达之不及，药不至焉，不可为也（晋·杜预注解：攻指艾灸，达指针刺）。'"其内容大意是：晋景公患重病，派人到秦国求名医医缓替他诊疗。医缓到晋国前，晋景公就做了一个奇怪的梦，梦中他的病变成两个小孩，一个说："来人是个名医，一定会伤害我们的，我们该往哪里逃呢？"另一个说："别怕，我们逃到肓的上面、膏的下面，看他能拿我们怎么办。"医缓诊断一番后，摇头说道："我没有办法治这个病，艾灸又灸不了，针刺又刺不到，服药也无济于事，没法治了！"果然，晋景公不治身亡（现代研究亦认为，心脏的区域禁灸）。在这则典故中，医缓已开始有意识地在灸法、针刺、方剂中选择合适的治疗方案，并总结出灸法的禁忌范围，说明当时灸法已日趋成熟并被广泛应用。

灸法在中医的发展进程中起到了不可或缺的关键作用。成书

于春秋战国至秦汉的《黄帝内经》以针、灸、药、食四大疗法为主体，逐渐完善中医的理、法、方、药。《黄帝内经》中《灵枢》记载了古人对针灸理论和实践的总结，如"陷下则灸之"（《灵枢·经脉》）、"针所不为，灸之所宜""阴阳皆虚，火自当之"（《灵枢·官能》）、"灸之则可，刺之则不可。气盛则泻之，虚则补之"（《灵枢·背俞》）等等诸如此类的灸法理论。《黄帝内经》以其丰富而深刻的中医内涵，为中医针灸学奠定了理论基础。

（二）秦汉两晋南北朝时期

秦汉两晋南北朝时期，艾灸已被运用到预防疾病、健身强体等方面。《神农本草经》与《伤寒杂病论》相继问世。东汉医家张仲景在《伤寒杂病论》中提出"阳证宜针，阴证宜灸"的治疗原则；阐述了灸法相关内容十二条，包括适应证四条、禁忌证八条，如太阳病误用火法发汗，致使病情骤变，或加重，或不治。仲景十分重视火法治疗，书中记载了许多"可火""不可火"之学术见解，并告诫"火气虽微，内攻有力，焦骨伤筋，血难复也"；因此，灸法之用，当审其所宜，不可滥施，需辨证施灸。三国时期出现的我国最早的灸疗专著《曹氏灸经》总结了秦汉以来的艾灸经验，惜已亡佚。东晋葛洪在《肘后备急方》中对猝死、五尸、霍乱吐利等急症、危症采用灸法治疗，可见灸法不单是治疗虚寒证的重要手段，而且是急症的抢救措施之一；并记载了隔蒜灸、隔盐灸、隔瓦甑灸、隔椒面团灸等隔物灸法。此外，两晋南北朝时期已创有灸法预防霍乱、灸足三里健身等。

（三）隋唐时期

隋唐时期是我国封建社会经济、文化空前繁荣发展时期，达官贵人爱身惜命，最高统治者也重视医药保健。唐朝十分重视针灸学的发展，设有医科学校，开设有针灸课。唐太宗命太医制作的《明唐人形图》足以证明唐代对针灸的重视与发展。从韩愈的诗歌"灸师施艾炷，酷若猎火围"可知，早在唐朝就有专职的灸师，此时灸法已发展为一门独立的学科。艾灸不仅用于疗疾，还用于保健。

曾任唐朝御医的"药王"孙思邈利用当时针灸学的发展机遇，大力倡导与推行针灸疗法，提出"汤药攻其内，针灸攻其外，则病无所逃矣。方知针灸之功，过半于汤药矣"，并不断实践、总结。他著书立说，为后人开辟针灸理论的先河，所著《备急千金要方》一书立针灸上下两篇，此外在内、外、妇、儿诸篇中载用灸法治病条文甚多。孙氏用灸法治疗某些热证，拓展了灸法临证治疗的适应范围，并注重对灸量的研究与观察，发现施灸壮数最多可达几百壮。孙思邈是灸法创新与灸疗器械的开拓者，在灸法改进上他将药艾结合用于临床病证，在《备急千金要方》中著有隔蒜灸、隔盐灸、豆豉灸、黄土灸、黄蜡灸等；灸器改良方面他在《备急千金要方·七窍病下》载有用箭杆（竹筒）及苇筒塞入耳中，以筒口施灸治疗耳病的"筒灸"。孙思邈还提出采用艾灸预防传染病，开创了艾灸运用的先河。

随着灸法的应用与发展，更有医者将灸法推进到另一个学术的高度。如唐代王焘在所著《外台秘要·中风及诸风方一十四首》中提出"灸为医中之大术，宜深体会之，要中之要，无过此术"；书中还多用艾火治疗心疝、骨疽、偏风、脚气入腹等疑难病证，临床颇实用。

（四）宋金元时期

宋代设立的国家医疗机构——太医局在医学教育方面有更为

长足的发展，成为一个专门的医学教育基地，源源不断地为翰林医官院提供优秀的人才。北宋元丰时期太医局分九科，其中就包括针灸专科。

宋代灸法的迅猛发展，得益于当时皇宫对灸法的喜爱与培育。《宋史·太祖纪三》记载："太宗尝病，亟帝往视之，亲为灼艾。太宗觉痛，帝亦取艾自灸。"可知宋太祖曾亲自为太宗皇帝施灸，宋太宗亦自取艾自灸。此事被后人传为佳话。

北宋著名针灸学家王惟一编撰的针灸学著作《铜人腧穴针灸图经》详细论述了经络、腧穴等内容，构造及图样较为完整，经穴较多且系统化，为医者提供了按图指穴、按穴治病的便利。在此基础上，他还设计制造了两具我国最早用于针灸研究的人体模型——针灸铜人，外刻经络、腧穴，内置脏腑，对针灸经穴的统一起到很大作用，是针灸史上的重要创新与成就。

南宋·王执中的针灸学专著《针灸资生经》在理论和实践操作上，记载了各具特色的针灸流派，丰富了灸疗学的中医理论与内涵。

另外，宋代的《太平圣惠方》《普济本事方》《圣济总录》等医方书中，收集了大量的灸疗内容。《圣济总录》首论骨度及骨空穴法，为取穴制定了客观标准。同时，宋代的针灸书籍中还有"天灸"或"自灸"灸法的记载，这是利用天人合一和春夏养阳理论，在夏至和冬至节气，取某些刺激性较强和温阳药物如芥子、旱莲草、附子、肉桂、花椒、干姜等贴敷在相应的穴位上，达到温热刺激的一种灸法。

宋代窦材的《扁鹊心书》是一部记载以灸法治疗各种疾病的专著。该书载有灸法50条，取穴少而精，均为1～2穴，书中只用关元或命关（别名食窦，属经外奇穴）二穴共有34处。书中载有"睡圣散"，由山茄花（即曼陀罗花）、火麻花（大麻花）等为末制成，主要用于全身麻醉，令人昏睡不醒，以针对难耐艾火灸痛的患者。一服饮下，患者便即睡去，灸五十壮，醒后再服再灸，这是麻醉法施灸的最早记载。书中还指出："人之晚年阳气衰，故手足不能温，下元虚惫，动作艰难，盖人有一息气在，则不死，气者阳所生也。故阳气尽则心死。人于无病时，常灸关元、气海、命关、中脘……虽未得长生，亦可保百年寿矣。"灸法也是宋代医家的主要救急法之一，南宋·闻人耆年所著《备急灸法》曰："凡仓猝救人者，唯艾灼收第一。"由此可见，灸法治疗对人体气血及阳气的保护尤为重要。

金代刘守真认为灸法有"引热外出"及"引热下行"的作用；主张热证用灸，实热证用"引热外出"，寒热证用"引热下行"。

元代著名医家朱丹溪完善了"热证可灸"的理论。他认为"火以畅达，拔引热毒，此从治之意""大病虚脱，本是阴虚，用艾灸丹田者，所以补阳，阳生阴长故也"；指出热证包括实热和虚热，灸法有攻、补或攻补兼施的功效，把灸法用于热证，以达"泄引热下""散火祛痰""养阴清热"的作用。

（五）明清时期

明代灸疗的发展达到高潮，形式变得更适合临床。灸法从艾炷烧灼灸向艾条温热灸转变，并在艾卷中加入药物进行辨证施灸，进而发展成"雷火神针""太乙神针"。

艾卷灸法最早见于明·朱权所撰《寿域神方》，后来此法发展为用艾绒与药末混合制成艾卷熏熨的"雷火针灸""太乙针灸"，又有"桑枝灸"及用桃木为灸料的"神针火灸"，这些灸法融合了艾灸与药熨技术。此外，明代还出现了用灯芯蘸油后点燃烧灼患处的"灯火灸"、用铜镜聚集日光的"阳燧灸"（在近代发展为用凸镜聚集日光施灸的"日光灸"）。

明末清初世乱纷纷，历朝名医编撰之典籍多数惨遭流失，艾灸法也陷入停滞发展时期，且针灸并没有得到官方的认可；但灸法治疗以其简便、灵验、价廉的特点仍流传于民间，发挥着其他疗法不可替代的作用。

清代吴谦等人在总结前人刺灸经验的基础上编纂《医宗金鉴·刺灸心法要诀》，采用歌诀形式记载内、外、妇及危、急、难症等各科疾病的灸法治疗，还提出传染病的灸疗方法，共22首歌诀，便于初学与背诵。清代吴亦鼎所撰《神灸经论》是一部比较系统全面的灸法专著，倡导灸法的应用，并主张"灸重审穴"。清代在灸法上也有所创新，出现了针柄烧艾灸、隔面碗灸、瓷缸灸等。

（六）近现代时期

近代，随着西方列强对我国的入侵，频仍的战乱使灸法的发展一度举步维艰，因其简、便、验、廉，仅仅在缺医少药的民间得到应用与流传。

中华人民共和国成立后，党和政府大力发展中医，大批灸疗古籍得到整理，使灸疗在教学、研究与临床上得到迅速发展。艾灸养生保健犹如枯木逢春一样蓬勃发展，各地的艾灸养生保健馆犹如雨后春笋般火热起来，就连足浴、按摩、美容等机构也都在推广艾灸保健。由于灸法简便易行，许多百姓在家也可进行灸疗。艾灸，这一天然绿色、无毒副作用的中医外治法，开始焕发出勃勃生机。近年来，国内外甚至还出现了"中医热""针灸热"，涌现出许多新的现代灸疗，如无烟艾灸、热敏灸等，同时开发和应用了许多新式的灸具与温灸治疗仪。

第二节　灸法的理论依据与作用机制

一、灸法的理论依据

（一）中医学理论

1. 以中医藏象学说为基础　人体维持正常的生理功能，有赖以五脏为中心，在内通过经络系统连接六腑及形体官窍，在外则与大自然相通，体现天人合一，从而保持人体内外环境之间的相对协调平衡。中医学以"以象测藏"的方法论，依据"有诸内，必形于外"的原理，运用"司外揣内"法，通过表象来考察体内脏腑之间的变化。《素问·平人气象论》所言"盈实而滑，如循长竿"为病理性弦脉，体现了据象定位、因"象"求"藏"的思想。灸法以中医藏象学说为基础，通过灸药的热力和药物作用刺激经络、穴位或患处，由表通里，循经运行，内达脏腑，调节阴阳，温通经络，调和气血，最终达到防病治病的目的。

2. 以中医经络学说为指导　人体经络系统是一个纵横交错、沟通内外、联系上下的整体，它沟通了脏腑与五官九窍，使人体成为一个有机的整体。《灵枢·海论》曰："夫十二经脉者，内属于脏腑，外络于肢节。"《灵枢·经脉》曰："凡刺之理，经脉为始……内次五脏，外别六腑。"都概括地阐述了经络是人体内气血运行的通路。灸法借助火的温和热力和药效透入肌肤，通过经络传导，深入脏腑，通窜九窍，达到内外兼治的目的。灸法疗效的关键在于经络与选穴合理与否，从中医整体观念及辨证论治的角度出发，根据"经络之所过，主治之所及"的治疗规律，所灸穴位应考虑腧穴的主治功效进行循经取穴。选择病变的经络穴位为君穴，在与之相表里、同名、同阴或同阳的经脉选取臣穴，同时根据经脉气血在脏腑、穴位中会因时辰不同出现盛衰开阖的变化，据此变化而进行施灸的方法，充分体现了中医经络学说理论的指导。

3. 根据经络气血虚实不同，辨证施灸 《素问·通评实论》曰："络满经虚，灸阴刺阳；经满络虚，刺阴灸阳。"即指经络的分布行经各有处所，经行于里为阴，络布于表为阳，由于经络邪正盛衰的不同，当辨证施以不同的灸法。"虚则补之，实则泻之"是中医辨证论治的要素，也是灸法治疗必须遵循的重要法则。补法、平补平泻和泻法是临床应用灸法治疗不同病证、体质及病症缺一不可，并能提高疗效的补泻技术。《灵枢·背腧》指出："气盛则泻之，虚则补之。以火补者，毋吹其火，须自灭也。以火泻者，疾吹其火，传其艾，须其火灭也。"即灸法治疗应根据灸火燃烧速度之徐疾、火力之强弱来判断补泻方法。中医灸法"善温阳补虚"，主要取其燃烧时火的温热和艾的药性，因此传统灸法更适用于体虚寒凝、正气衰弱的补虚助阳；对于邪气偏盛的实热病证，则应选用泻法施灸；处于以上两者之间的宜采用平补平泻法，施灸时通过灸的温热效应，注入热能补虚，同时对穴位热灼刺激，达到泻实的功效，这是灸法辨证治疗的效果。在正确辨病证、辨体质、辨病症的基础上，合理地选用补泻方法，是灸法治疗达到理想效果之关键。相反，则可能南辕北辙，使实热病证"火上浇油"，虚寒病证"雪上加霜"，后果不堪设想。

（二）西医学理论

自 20 世纪 50 年代以来，国内医学界采用现代科学理论与方法对灸法的原理及作用机制展开研究，已做了大量工作。研究认为，艾灸主要有药物作用、温热作用、红外光辐射作用三大机制。

1. 药物作用

艾叶燃烧的挥发油具有广谱抗菌、抗氧化能力，生物活性高[1]。艾叶挥发油通过皮肤渗透还具有活血及对尿酸的增溶作用；燃烧物通过人的嗅觉产生安神的作用。故雷火灸或其他灸药具有助阳补虚、调节阴阳、调和气血等功效。

2. 温热作用

中医理论认为，灸疗的温热刺激能温通十二经脉，调和气血，具有温经散寒、活血化瘀、消肿散结止痛的作用[2]。艾灸通过分子热传递的方式提高穴位局部的皮肤组织温度，灸药之火对人体局部的温热刺激可增强局部血液循环和淋巴循环，使机体组织的代谢能力加强，促进组织炎症、粘连、渗出物、血肿等病理产物消散吸收。

3. 光辐射作用

人体既是红外辐射源，又是红外吸收体。艾绒燃烧时产生的辐射能谱处于 600nm ～ 15μm，表明其不仅有远红外光辐射，还有近红外光辐射，使其具有较强的渗透力和辐射力，适合机体吸收。灸疗显著的温热效应和共振效应，使渗透力直达肌肉关节深处，有助于改善肌肉与关节疼痛，并被人体吸收转化为能量。

二、中医作用机制

灸法作为传统中医护理技术之一，与药物治疗、针刺治疗一

1　郑婷婷，田瑞昌，刘国辉，等 . 艾叶及其燃烧产物有效成分的研究进展 ［J］. 中华中医药杂志，2019，34（1）：241-244.

2　高希言，奥晓静 . 提高艾灸疗效的探讨［J］. 中国针灸，2008（4）：277-279.

起，成为中国古代的三大主流治疗方法。通过热力和药物作用刺激穴位或患处，可渗透肌肤，内注筋骨，达到扶阳举陷、温通经脉、祛散寒邪、舒筋通络等目的。

1. 温经散寒

气、血是维持人体生命活动的物质基础，气行则血行，气止则血止，血气在经脉中流行，完全是由于"气"的推送。各种致病因素导致疾病的发生，如"寒则气收，热则气疾"等，都可影响血气的流行，变生百病。而"气温则血滑，气寒则血涩"，也就是说，气血的运行有遇温则散、遇寒则凝的特点。因此，朱丹溪认为"血见热则行，见寒则凝"。凡是一切气血凝涩、没有热象的疾病，都可用温气的方法来进行治疗。《灵枢·刺节真邪》曰："脉中之血，凝而留止，弗之火调，弗能取之。"《灵枢·禁服》亦云："陷下者，脉血络于中，中有著血，血寒故宜灸之。"热灸通过对经络穴位的温热刺激，可温经散寒、化瘀通痹。故灸法用于治疗血寒运行不畅，留滞凝涩引起的寒证、瘀证、痹证等疾病，效果甚为显著。

2. 行气通络

经络分布于人体各部，内联脏腑，外布体表肌肉、骨骼等组织。正常情况下，气血在经络中川流不息，循序运行，因机体感受风、寒、暑、湿、燥、火等外邪的侵袭，导致人体或局部气血凝滞，经络受阻，出现肿胀、疼痛和功能障碍。灸法具有调和气血、疏通经络及调节脏腑的作用，临床上多用于风证、痛证、湿证、闭证及扭挫伤等，尤以外科、伤科应用较多。

3. 扶阳固脱

人生赖阳气为根本，得其所则人寿，失其所则人夭，故阴盛则阳病，阴盛则为寒、为厥，或元气虚陷，脉微欲脱。当此之时，正如《素问·厥论》所云"阳气衰于下，则为寒厥"，阳气衰微则阴气独盛，阳气不通于手足则手足逆冷。凡大危疾，阳气衰微、阴阳离决等证，用大炷重灸，能祛除阴寒、回阳救脱。此为其他穴位刺激疗法所不及。宋代《针灸资生经》也提到："凡溺死，一宿尚可救，解死人衣，灸脐中即活。"《伤寒论》指出："少阴病，吐利，手足不逆冷，反发热者，不死。脉不至者，灸少阴七壮。""下利手足厥冷，无脉者，灸之不温，若脉不还，反微喘者，死。少阴负趺阳者，为顺也。"说明艾叶具有纯阳的性质，再加上火本属阳，两阳相得，凡出现呕吐、下利、足厥冷、脉弱等阳气虚脱的重危患者，用大艾炷重灸关元、神阙等穴，往往可以起到扶阳固脱、回阳救逆、挽救垂危之疾的作用。在临床上常用于中风脱证、急性腹痛吐泻、痢疾等急症的急救。

4. 升阳举陷

阳气虚弱不固可致上虚下实，气虚下陷，出现脱肛、阴挺、久泄久痢、崩漏、滑胎等。《灵枢·经脉》云："陷下则灸之。"故气虚下陷，脏器下垂之症多灸疗。关于陷下一证，脾胃学说创始者李东垣还认为"陷下者，皮毛不任风寒""天地间无他，唯阴阳二者而已，阳在外在上，阴在内在下，今言下陷者，阳气陷入阴气之中，是阴反居其上而复其阳，脉证俱见在外者，则灸之"。因此，灸疗不仅可以起到益气温阳、升阳举陷、安胎固经等作用，对卫阳不固、腠理疏松者亦有效果，使机体功能恢复正常。如脱肛、阴挺、久泄等病，可灸百会穴来提升阳气，以"推而上之"。又如《类经图翼》云："洞泄寒中脱肛者，灸水分百壮。"

5. 拔毒泄热

历代有不少医家提出热证禁灸，如《圣济总录》所言"若夫阳病灸之，则为大逆"。近代不少针灸教材亦把热证列为禁灸。但亦有古今医家对此持不同见解。在古代文献中亦有"热可用灸"的记载。灸法治疗痈疽，首见于《黄帝内经》。历代医籍均将灸法作为本病的重要治法。唐代孙思邈在《备急千金要方》中进一步指出，灸法对脏腑实热有宣泄作用；该书还多处论及灸治热毒蕴结所致的痈疽及阴虚内热证，如"小肠热满，灸阴都，随年壮""肠痈，屈两肘，正灸肘头锐骨各百壮，则下脓血，即瘥"，又如"消渴，口干不可忍者，灸小肠俞百壮，横三间寸灸之"。金元医家朱丹溪认为，热证用灸乃"从治"之意。明·李梴所撰《医学入门》中则阐明热证用灸的机制为"热者灸之，引郁热之气外发，火就燥之义也"。《医宗金鉴·外科心法要诀·痈疽灸法歌》曰："痈疽初起七日内，开结拔毒灸最宜，不痛灸至痛方止，疮疼灸至不疼时。法以湿纸覆其上，干处先灸不宜迟，蒜灸黄蜡附子灸，豆豉蛴螬各用之。"总之，灸法能以热引热，使热外出；能散寒，又能清热，表明对机体功能状态起双向调节的作用。特别是随着灸法使用的增多和临床适用范围的扩大，日益为人们所认识和接受。

6. 防病保健

我国古代医家早已认识到预防疾病的重要性，并提出"防病于未然""治未病"的学术思想。在很多古代文献中有记载，艾灸不但具有治疗作用，还具有预防疾病和保健的作用。早在《素问·骨空论》中就提到"犬所啮之处，灸三壮"，即犬伤灸之，以预防狂犬病。《备急千金要方》有言"凡宦游吴蜀，体上常须三两处灸之，勿令疮暂瘥，则瘴疠温疟毒气不能着人"，说明艾灸能预防传染病。《针灸大成》也提到，灸足三里可预防中风。民间俗话亦云："若要身体安，三里常不干""三里灸不绝，一切灾病息。"因灸疗可温阳补虚。灸足三里、中脘可使胃气常盛，胃为水谷之海，荣卫之所出，五脏六腑皆受其气，胃气常盛，则气血疏盈；

命门为人体真火之所在，是人体生命活动的根本；关元、气海为藏精蓄血之所。艾灸以上穴位，可使人胃气盛、阳气足、精血充，从而增强了身体抵抗力，使病邪难犯，从而达到防病保健之功。防病保健的灸疗已成为现代重要的保健方法之一。

三、西医作用机制

西医学对灸疗的研究主要是从药物、营养、能量及代谢等角度出发，对热效应、光辐射效应、穴位局部分子机制及调节免疫与神经系统功能等展开研究。

1. 热效应

"寒则热之"是灸法治疗的重要原则。灸法对经络穴位施以较高强度的热能，产生强烈的灼热刺痛感，通过对穴位的刺激和经络的传导，可舒缓、松弛、疏通相关亢奋的经脉和神经。

2. 光辐射效应

在取得艾灸温热刺激作用研究进展的基础上，艾灸的光辐射效应及其机制也逐渐受到关注。现代研究表明艾绒燃烧的发射光谱范围在 600nm ～ 15μm，波峰在 3.5μm 左右，以红外光为主，含有少量的可见光，经络对热的远距离传递及艾灸激发循经高温线的现象，验证了灸法的光辐射效应。红外光可以穿透皮肤到达表皮深处，且能沿经络的走向传递到施灸组织以外的组织器官，产生一些活性物质，如组胺、5-羟色胺（5-HT）和 P 物质等。因此，透过艾灸温热刺激的表象来探索艾灸光谱辐射的生物效应是揭示灸法实质的着力点之一。

3. 穴位局部分子机制

通过对艾灸穴位局部与整体分子的研究发现，在生理状态下穴位局部对艾灸刺激应答的基因显著富集，信号通路主要与代谢相关；在病理状态下穴位局部对艾灸刺激应答的基因显著富集，信号通路主要与免疫相关。具体的分子靶点主要集中在与温热刺激密切相关的瞬时受体电位通道（transient receptor potential，TRP）家族分子、属于神经递质的嘌呤信号分子、应激状态下保护细胞生命活动的热休克蛋白家族（heat shock protein，HSP）分子及皮肤免疫相关分子等。此外灸法可刺激穴位局部，使一氧化氮（nitric oxide，NO）含量增高，改善血液循环；使皮肤缝隙连接蛋白 43（Cx43）表达，增加了艾灸后穴位效应的产生与传导。

4. 调节免疫功能

人体免疫力是人体对病原体或毒素所具备的抵抗力，也是西医学所说的白细胞制造抗体，增强免疫机能以吞噬外来细菌，从而产生防卫功能的作用。远红外线能够深入人体的皮下组织，使皮下深层皮肤温度上升，扩张微血管，具有很强的穿透力，通过经络传导至远端直达病所，刺激穴位激起人体自身的免疫力，促进生理功能恢复。因此，灸法能增强外周循环，促进免疫细胞的再循环，向淋巴组织内移动，通过协调人体免疫功能来实现双向调节。

5. 调节神经系统功能

灸法温热刺激局部可降低神经系统的兴奋性，从而达到镇静、止痛作用，且无任何毒副作用。温热还能促进药物的吸收，将艾草本身的药效充分发挥出来。

第三节　灸药起源与种类

一、灸药的起源

灸药是指用于灸法治疗的药物，其种类由远古的树枝发展到艾草及现在的艾药结合。古代的"艾"是菊科植物艾及近邻种的复合名称，药用其叶，故药材名为"艾叶"。关于"艾"名的来源，《本草纲目》中有这样的解释：此草可乂（ài）疾，久而弥善，故字从乂，而名"艾"；《博物志》中亦记载：削冰令圆，举而向日，以艾承其影，则得火，故艾名"冰台"；医家用其灸百病，故又名"灸草"。中国艾文化由来已久，早在《诗经》时代，艾草就已经是很重要的民生植物。据专家考证，早在春秋战国时期，艾草的神奇功效就已为人知，由此推测，艾草用于治病已有2000多年的历史。

1. 先秦时期

关于艾草的文字记载，最早可见于中国古代的第一部诗歌总集《诗经》，其中《国风·王风·采葛》记载："彼采艾兮，一日不见，如三岁兮。"

战国时期著名诗人屈原撰写的长诗《离骚》中云："户服艾以盈要兮，谓幽兰其不可佩。"从这首中国古代最长的抒情诗中关于"艾"的记载可知，"艾"早在公元前就已普遍应用于治疗疾病。这在《孟子》中也得到证实："犹七年之病，求三年之艾也。"另外，在《庄子》中也有"越人熏之以艾"的记载。可见艾在当时已成为常用且重要的治病药物。但艾叶真正用于治病的记载是成书不晚于战国时期的《五十二病方》，其中载有两个用艾治病的处方，一为灸法，另一为熏法。

2. 秦汉时期

《黄帝内经》是我国第一部中医理论著作，对于药物的记载甚少，而艾叶是书中提到的为数不多的药物之一。

东汉著名医学家"医圣"张仲景所撰医学专著《伤寒杂病论》中记载了胶艾汤和柏叶汤这两个用艾处方，此二方至今仍为中医临床常用处方。东汉末年著名医家华佗是用艾高手，著书《中藏经》《华佗神方》中关于艾叶的药方共24首，广泛用于治疗内、外、妇等各科疾病。

3. 两晋南北朝时期

东晋葛洪在《肘后备急方》中有关于艾叶烟熏治病的记载。

梁·陶弘景所撰《名医别录》中记载将艾草制作成药物供妇人使用，充分发挥中医药治疗疾病的优势，且其临床功效很好，成为治疗妇科病的常用药。

4. 明朝

李时珍《本草纲目》曰："服之则走三阴而逐一切寒湿，转肃杀之气为融和；灸之则透诸经，而治百种病邪，起沉疴之人为康泰。"由此看出古人对艾的功效十分肯定。

二、灸药的种类

1. 清艾条

清艾条就是直接将干燥的艾叶（即菊科植物艾蒿的叶）磨碎，去其杂质，制成纤维状物后，卷成长20cm，直径1.2～1.5cm的圆柱条，是灸法中常用的一种材料。

2. 药艾条

药艾条是在艾条中加入一些其他中药材，不同的药艾条有不同的处方，常见的药艾条有3种，即雷火艾条、太乙艾条和灸神艾条。药艾条具有温经通络、行气血、逐寒湿的功效，适用于风寒湿痹、肌肉酸麻、四肢关节疼痛、脘腹冷痛等症状。

三、常见灸药应用与创新

1. 树枝灸药

干燥树枝是远古时代常用的灸药，因此对灸药的认知从取干燥树枝直接烧灼开始。

2. 灯心草灸药

灯心草是一种易燃易取、偏寒性的草药，有清心火的作用，对心火旺盛所致的心烦失眠有良好疗效。

3. 艾条灸药

艾条是用棉纸包裹艾绒卷制成 20cm 长的圆柱条，最初艾条的直径为 1cm，后因艾灸温热效应的需要，发展和创新为 2.5cm。有清艾条和药艾条之分：清艾条为单纯艾绒；药艾条根据不同药用功效的需要，添加具有祛风、温阳、化瘀等作用的中药。

4. 艾绒灸药

将艾绒制成圆锥体的艾炷，炷底直径为 15mm，高度为 25mm。适用于身体、四肢等部位或穴位施灸，以治疗颈椎病、肩周炎、虚寒咳喘、腰肌劳损、腰腿疼痛、骨质增生、胃脘寒痛、面瘫、痛经等病症。

5. 药线灸药

将中药与麻线一起浸泡而成。

6. 隔物灸药

常用的隔物有姜片或姜泥、蒜片或蒜蓉、附子粉或附子糊等。

7. 雷火灸药

中医学自古以来就有雷火神针。"赵氏雷火灸"的创制者——重庆赵氏雷火灸传统医药研究所所长赵时碧医师在 20 世纪 90 年代初期结合自身数十年的临证经验，在传统雷火针的理论基础上，改变药物配方与施灸方法，制成如手指粗细（3cm）的雷火神针灸药，其主要成分由麝香、硫黄、乳香、没药、水鱼、冬虫夏草、全蝎、红花等组成。

第四节　灸具改良与灸法创新

一、艾灸器具的改良

艾灸历史源远流长，纵观艾灸的发展，可分为两个里程：一个是传统艾灸（艾绒、艾条、艾炷灸）；另一个是现代艾灸（新型灸药、新型灸具、新施灸法）。艾灸灸具的研发，实现了灸法由纯手工操作到半手工及电子化操作的转变。无论是传统艾灸还是现代艾灸，都各具特点与优势。艾灸器具的发展，已成为新时代艾灸的符号，是古法养生治疗理念以新的视角融入艾灸发展与创新，也是未来艾灸发展的重要方向。

（一）温灸盒

1.艾条插入灸孔盒及雷火灸大头针固定

艾条插入灸孔盒进行温和灸，比手工施灸操作简单方便。20世纪90年代末到21世纪出现的温灸盒，灸盒内设弹簧夹固定艾条及不锈钢纱网储灰，外设灸盒固定圈及固定带与肢体固定（图1-1）。雷火灸采用大头针固定灸药。施灸时将艾条或雷火灸药点燃后，插入艾盒弹簧圈内或用大头针支撑在灸盒盖子上固定，并将灸盒与施灸肢体固定（图1-2）。

优点：体积小；操作简单方便；与手工操作比较，在一定程度上解放劳力。

不足之处：温度不恒定，随着灸药燃烧，储灰网累积的艾灰及逐渐远离的施灸火点，影响了灸的热辐射和红外线辐射，使灸疗效果下降；需反复打开灸盒，以及时清理药灰、调整施灸距离；暴露在空气中，艾条及雷火灸药的燃烧速度加快，易耗材；燃烧排烟大，污染环境，并对人体舒适感及健康有一定的影响；灸盒与灸药未能规格化，固定用的弹簧夹或大或小不匹配；外固定圈及固定带易松动损坏。

2. 艾条插入灸钉盒

艾条插入灸钉盒与插入灸孔盒的优点与不足之处相似。

3. 条药（艾条、雷火灸）放入灸筒盒——恒温灸具

恒温灸具针对传统灸法存在的关键核心技术问题进行改良。采用可上下移动调节施灸距离的不锈钢灸筒、灸网和更精密纱网的设计，解决了传统灸盒存在的问题，并提供一种恒温安全、减少烫伤、操作简单、无需刮灰及多次点燃灸药、解放劳动力、灸药与灸盒规格化、外固定牢固、增加人体舒适感、增强治疗效果的新型灸具（图1-3、图1-4）。灸具妥善固定后用大浴巾及被子保暖，使艾条或雷火灸条在相对全封闭状态的灸盒里，低温且较缓慢地燃烧，达到了恒温施灸、安全舒适、高效减排，能节约护理人力与药物30%～50%；通过大浴巾包裹，使整个施灸部位较大面积温灸，实现体表、脏腑、穴位与经络一体化施灸，可用于雷火灸、艾灸及大面积恒温姜疗等灸法操作。在临床应用中，根据施灸方法及局部解剖部位不同，设计为可调节施灸距离的1孔、2孔、3孔、4孔、6孔、12孔、13孔、16孔、19孔的灸盒（图1-5）。1孔主要适用于四肢及眼部、耳部等特殊部位施灸；2孔、3孔、4孔、6孔可适用于躯干任何部位施灸；12～19孔适用于背部、腹部及下肢经络的大面积恒温姜疗或减肥施灸，达到更强的健脾除湿、活血化瘀及温阳补虚等作用。

（二）艾灸棒

艾灸棒又称温筒灸或温灸棒，是用金属等材质特制的一种圆筒灸具，筒内套有小筒，小筒四周有孔，材质有纯铜、不锈钢、铁质等。

优点：增设聚气防灼罩，可使灸药气体在灶底部、穴位处聚留，当停止温灸时，焚烧筒内的艾条会自动熄灭，提高疗效的同时还可防止灼伤。

不足之处：不能大面积施灸，且每使用 2～3 条灸条后，灸器控制口会产生温灸油垢，需用毛刷清洗，以保持灸器通畅；相对地暴露在空气中，艾条燃烧速度快；燃烧排烟大，污染环境，并对人体舒适感及健康有一定的影响；需要手工操作，耗时、耗人力及耗材比较大。

（三）艾灸塔

艾灸塔外形像铁塔，通过塔底的医用贴胶贴在人体穴位上施灸。

优点：和传统艾条相比，塔式艾灸密度高，艾烟倒流流向穴位，艾药含量是传统艾条的 3～5 倍，治疗时间比传统艾条灸短、疗效高。

不足之处：只能一塔一穴位施灸，无法大面积施灸；点火要完全点着艾炷顶部的切面，否则艾灸过程中很可能会熄灭；暴露在空气中，艾药燃烧速度较快，燃烧排烟大，污染环境，并对人体舒适感及健康有一定的影响。

（四）艾灸神灯

艾灸神灯是借鉴西医学神灯设计而改良的灸具。

优点：环保耐热，无死角，易操作，红外线光谱渗透性强，无需捆绑和手持艾灸，使用更方便；防灰网罩的设计，可防止施灸过程中灼伤皮肤。

不足之处：与艾条插入灸孔盒相似，体积大，不方便携带。

（五）多功能艾灸治疗仪

多功能艾灸治疗仪是融合现代的计算机、电子技术、磁疗方法研制而成的新型艾灸仪器。有研究表明，其较传统艾灸有安全舒适、无污染环境等优势。临床常用的多功能艾灸仪是上海益联医学仪器发展有限公司生产的，如 DAJ-4 型多功能艾灸仪、DAJ-8 型多功能艾灸仪、DAJ-10 型多功能艾灸仪、DAJ-23 型多功能艾灸仪等。不足之处与艾条插入灸孔盒相似，体积大，不方便携带。

二、灸法创新

（一）传统灸法

常用的传统灸法有艾条灸和艾炷灸。艾条灸包括温和灸、雀啄灸和回旋灸等。艾炷灸分为直接灸和间接灸，直接灸包括瘢痕灸（又名化脓灸）和无瘢痕灸，间接灸包括隔姜灸、隔蒜灸、隔盐灸、隔附子饼灸等。

（二）灸法创新

灸法由远古时代的手工灸发展为近年常用的灸盒灸、热敏灸、雷火灸和恒温灸，并在临床上广泛应用。2016 年国务院颁发《中医药发展战略规划纲要（2016—2030 年）》，明确了我国中医药发展方向和工作重点，激发众多学者对灸法研究的兴趣。

1. 灸盒温和灸

灸盒温和灸是在传统手工操作艾条灸与雷火灸温和灸的基础上创新的灸盒操作方法，与传统温和灸相比，具有操作简单、解放劳力、减少烫伤及增加施灸局部温热感的优势。

2. 热敏灸

热敏灸全称腧穴热敏化艾灸新疗法，是在传统手工操作的艾条温和灸的基础上，点燃艾材产生艾热，悬灸热敏态穴位，激发透热、扩热、传热、局部不（微）热远部热、表面不（微）热深部热、非热觉等热敏灸感和经气传导，并施以个体化的饱和消敏灸量。与传统艾灸相比，热敏灸强调其感传作用。热敏灸是一种现代新疗法，其疗效受热敏灸感、灸穴、灸量的影响。近年来，国内不少针灸学者研究热敏灸疗法，其适用范围也在不断扩大，对内、外、妇、儿、皮肤、疑难病症等均有良好的疗效。

3. 恒温灸

恒温灸是针对灸盒存在的不足，进行灸具改良及操作方法改进的一种新型灸法。我们从 2008 年开始致力于恒温灸具的研究与开发应用，专利技术——恒温灸具通过采用可上下移动调节施灸距离的不锈钢灸筒、网兜和更精密纱网的设计，达到恒温施灸，解决了传统灸盒存在的问题。应用恒温灸具施灸，可全程保持恒温，且操作简单、安全性好、无需刮灰、解放劳动力、增加人体的舒适感、减少烫伤、节能减排、增强治疗效果。

第五节　艾灸的现代文献研究与应用

一、艾灸的作用及机制研究

杨华元[1]等挖掘与整理艾灸的生物物理特性，发现：①艾灸

1　杨华元，胡追成. 艾灸的生物物理特性［J］. 中国针灸，2009，29（11）：897–899.

的红外光谱特性：艾灸燃烧发出的红外光谱有着不同的生物效应和治疗作用，就光生物效应而言，近红外辐射比远红外辐射的波长短、能量强、穿透力也强，可以渗透到表皮、结缔组织、血管、神经系统，并为组织所吸收，起到治疗作用。②艾灸的生物非热效应与能量转化：艾灸在燃烧时不能将艾灸的治疗作用简单归为温热刺激的作用，而更要考虑艾灸时的非热生物效应，因为生物能量与信息的传输和转变是生命活动的最基本、最主要的过程，其生物信息的任何传递都是伴随着生物能量的传递而进行的。③艾灸的生物热传递与微循环：一般来说，热量在生物组织中按导热率进行辐射、传导和体液流动引起的对流进行传递；同样，艾灸热量也是通过生物组织辐射、传导和体液流动，从而使组织的温度保持稳定，是影响穴位局部血液循环的一个重要因素。灸法与灸量及艾灸局部温度变化的特点：热效应是灸疗的一个重要作用，灸疗温热刺激不仅涉及表皮，还影响到皮下和肌层。在对施灸时局部温度变化特点的研究中发现，透热灸的温度曲线呈急剧的尖峰波形，燃烧时温度虽高，但透入皮下的温度却较低，其温度到达皮下的深度各异；温灸则呈缓慢的渐增渐减波形，透入皮下的温度较高，具有较好的刺激作用；隔物灸的温度曲线则上升得慢，在温度下降时更慢，呈缓升缓降形，隔盐灸、隔附子饼灸、隔姜灸的温度曲线变化波形均较为相似。同体积的隔物灸中，以食盐透热最快，峰值温度高；附子饼灸次之；隔姜灸透热最慢，温度最低。由此认为，一般透热快的隔物灸，其温度恢复也快，透热慢的隔物灸，其温度恢复也慢，与所隔之物的导热性能有关。

　　许焕芳[1]等认为艾灸的临床效应包括艾灸的温热作用、艾灸的

1　许焕芳，赵百孝．艾灸疗法作用机理浅述［J］．上海针灸杂志，2012，31（1）：6-9.

光谱效应、艾灸的壮数及艾灸的时间等。温热作用可以祛寒除湿，同时艾叶燃烧时发热所产生的光谱属于光学中的近红外线波段，说明艾灸不仅有远红外辐射及热辐射，还有近红外线辐射及光辐射。就生物效应而言，近红外辐射穿透力强，可以渗透到表皮、结缔组织、血管、神经系统，并为组织所吸收，起到治疗作用。

陈丽梅等[1]基于代谢组学研究艾灸的治疗作用与机制提示：①艾灸的温热刺激：艾灸的温热刺激具有以温促通，促进人体气血运行的作用；能改善特定经络腧穴相应部位的微循环，增大微血管内径，增加血流量，降低血液黏度，加快血流速度。②艾灸的热敏现象：陈日新教授在多年的临床灸疗过程中发现，艾灸的热敏现象具有透热、扩热、传热、表面不热深部热、局部不热远部热、非热觉等热敏灸感和经气传导及饱和热敏灸量，并提出"腧穴敏化""辨敏施灸""灸之要，气至而有效"三个新概念。③艾灸的芳香效应：艾材燃烧释放出具有芳香气味的物质，进入机体后具有调节生理和心理的功能。芳香物质具有抗炎、抗疲劳、抗氧化、止痛、止呕、缓解精神压力、改善记忆和情绪及降低高血压等作用。艾叶味辛、微苦，性温热，归肝、脾、肾经，具纯阳之性，有通经活络、祛除阴寒、回阳救逆等功。艾燃烧所产生的光辐射有着不同的生物效应。远红外线照射能引起分子和分子中的原子旋转或震动加强，并能引起分子动能的改变，从而产生热。

金琦等[2]研究发现艾灸足三里的作用机制是复杂而系统的，通

1 陈丽梅，单思，张启云，等.基于代谢组学研究艾灸的治疗作用［J］.世界科学技术–中医药现代化，2020，22（1）：230–236.

2 金琦，李欣，李文宁，等.艾灸足三里对胃黏膜病变的作用机制研究［J］.中医外治杂志，2020，29（1）：71–73.

过作用于胃黏膜损伤的信号传导途径，促进胃黏膜修复，直接调节胃肠分泌激素的水平。

二、经络与穴位选择及作用

郭亚茹等[1]研究分析顺铂化疗后胃肠道反应的艾灸治疗情况，发现共涉及 7 条经脉，其中以足阳明胃经和任脉最常用，督脉和足太阴脾经次之。胃为水谷之海，化水谷精微之气为血，故足阳明胃经多气多血，灸之可生发胃气，促进气血生成，并通过脉络输布至全身。脾胃功能的失衡主要原因在于任督二脉经气不充，两脉经气升降交会失衡，故督升任降利于脾升胃降功能的发挥。任督二脉通，则"小周天"通，诸阴经和诸阳经才能得以疏通，达到"阴平阳秘"的状态。任督二脉皆起于胞中而同出于会阴，任脉循行于人体前正中线，督脉行于背部之中线。任督二脉经气交会，诸阴经均直接或间接交会于任脉，故任脉为"阴脉之海"，具有调理和统摄诸阴经的功能。诸阳经均交会于督脉，故督脉为"阳脉之海"，有总督诸阳经的功能。选用的穴位共涉及 15 个，其中以足三里、神阙及中脘最为常用，内关和气海次之。足三里为足阳明胃经之合穴，可直接调理脾胃，发挥壮脾温胃、降逆止呕、扶正培本作用。中脘属任脉，是胃之募穴、六腑之会，灸之能助胃气行运，起到和胃健脾、降逆利水、扶正固表、生发气血的作用。神阙穴位于脐中，为经气之汇海，又为先天之本源，后天之根蒂。脐与诸经百脉相通，贯穿于十二经脉之间，联系全身经脉；故艾灸神阙穴可通过经络作用于脏腑，具有调节脾胃气血，增强

1　郭亚茹，何诗雯，童敏，等 . 艾灸治疗顺铂化疗所致迟发性呕吐临床研究及经穴分析［J］. 护理研究，2017，31（24）：3023-3027.

其运化传导、升清降浊的作用。内关穴归手厥阴心包经，是八脉交会穴之一，主治胃痛、恶心、呕吐，具有宽胸利气、降逆止呕的作用。诸穴配伍合用，具有明显的健脾理气、和胃降气及消积化滞作用。

卢晶等[1]采用艾灸治疗脾胃虚寒型胃痛，取穴处方：足三里、中脘、内关、神阙、天枢、胃俞、脾俞，随症加减气海、膈俞、三焦俞等。其中以足三里、神阙及中脘最为常用，内关和气海次之。足三里穴乃足阳明胃经下合穴，是调理胃肠、温阳益气的要穴，合治内腑，可疏调胃腑气机，和胃止痛。中脘穴为胃之募穴，腑之所汇，是脾胃升化疏布枢纽，可用于治疗一切腑病，尤其是胃病。内关穴可宽胸解郁，行气止痛。胃俞、脾俞、三焦俞均属足太阳膀胱经，中脘、神阙、气海则属任脉。按对症之法循经取穴，可健运中焦，调理气机，通则不痛，使督升任降，利于脾升胃降功能的发挥。

吴梦蝶等[2]采用循经取穴方法治疗功能性消化不良患者，分为：①循经取穴组：患者仰卧位，每次选一侧胃经穴位（梁丘、足三里、丰隆和冲阳），双侧交替；②非循经取穴组：患者侧卧位，每次选一侧胆经穴位（外丘、阳陵泉、光明和丘墟），双侧交替。足阳明胃经从头走足，"属胃，络脾"，"其支者，起于胃口，下循腹里，下至气街中而合。以下髀关，抵伏兔，下入膝膑中，下循胫外廉……"足阳明经循行过头面，胃气升降失调，经气上

1　卢晶，孙莉.艾灸治疗脾胃虚寒型胃痛临床观察［J］.中医临床研究，2019，11（25）：45-47.

2　吴梦蝶，黄馨云，赵爽，等.循经取穴隔药饼灸治疗功能性消化不良：随机对照研究［J］.世界科学技术–中医药现代化，2018，20（9）：1585-1589.

行不得其道而出现"胃不合，则卧不安"。

吕艳等[1]对胃脘痛患者采用恒温灸具进行大面积恒温艾灸治疗，取足太阳膀胱经上的脾俞、胃俞、肝俞、胆俞、肾俞等腧穴，调节脾胃及肝、胆、肾功能，达到调整阴阳、温阳化瘀、健脾除湿止痛的作用。恒温灸具由于灸筒与灸网连接能起到很好的固定作用，并利用其自身重力，使灸条始终固定在同一个水平位置上施灸而达到恒温效果。采用大浴巾包裹，使灸筒内的灸条完全地低温缓慢燃烧，能节能减排且无需刮灰，从而节省了灸药及护士劳力，并实现体表、解剖、穴位及经络一体化的大面积施灸，更好地调节脾、胃、肝、胆的功能。故恒温灸法渗透肌肤的热力作用较传统的艾盒灸强，能更有效地促进局部的血液循环，改善组织缺氧，减轻胃脘的疼痛。

李国娜等[2]分析近10年艾灸治疗腹泻的临床应用规律显示：共纳入300篇文献进行统计分析，所采用的艾灸穴位处方共涉及65个穴位，频次超过10次的穴位有天枢、神阙、关元、足三里、中脘、大肠俞、气海、上巨虚、脾俞、肾俞、命门、胃俞、三阴交、下巨虚和阴陵泉，其中天枢、神阙、关元、足三里四穴频率超过100次。从分布来看，以任脉和腹部的穴位居多。因此，艾灸治疗腹泻穴位以天枢、神阙、关元、足三里四穴在临床中因其作用显著而被广泛使用。天枢穴为大肠募穴，具有温通阳气之功效；神阙为"阴脉之海"任脉之要穴；足三里为胃经的下合穴，具有

1　吕艳，李桂贤，陈国忠，等.中药恒温烫熨联合大面积恒温灸治疗胃脘痛应用观察［J］.广西中医药，2012，35（2）：23-25.

2　李国娜，王奕娴，蒯仂，等.近十年艾灸治疗腹泻的临床应用规律分析［J］.世界科学技术－中医药现代化，2019，21（8）：1598-1605.

温中、健脾、理气之功效；关元为任脉与足三阴经交会穴，可补益下焦、升阳举陷。

张国山等[1]基于文献分析艾灸治疗哮喘的临床选穴规律，共检索出艾灸治疗哮喘的临床文献161篇，涉及穴位60个。对其进行整理分析后发现，艾灸治疗哮喘所选用的腧穴以肺俞、大椎、肾俞、风门、定喘等为主；腧穴所属经脉主要分布于足太阳膀胱经、任脉、督脉、足阳明胃经和手太阴肺经这5条经脉上；腧穴所在部位主要分布于腰背部，尤其以背部穴位为主；重用特定穴中之背俞穴，特别是与哮喘密切相关的肺、脾、肾三脏之背俞穴。因此艾灸治疗哮喘临床选穴符合哮喘的病因病机特点，具有循经选穴、局部选穴及重用特定穴的特点。

文献研究显示：脾胃病多选择足阳明胃经、任脉及足太阳膀胱经，穴位选择以足三里、中脘、神阙、天枢、胃俞、脾俞为主，腹泻治疗中天枢、神阙、关元、足三里四穴频率超过100次，而循经取穴应用效果更好；也常用合募配穴的方法，其中以足三里与中脘穴搭配最为常用，可健运中焦，调理气机，利于脾升胃降功能的发挥。肺病则选择腧穴所属经脉，包括足太阳膀胱经、任脉、督脉、足阳明胃经和手太阴肺经等5条经脉，穴位选择以肺俞、大椎、肾俞、风门、定喘等为主。

三、施灸方法

从传统艾条悬灸到灸盒灸，是艾灸操作方法的创新与突破，而热敏灸则是实现艾条悬灸从理论到操作方法创新的一种新灸法。

1　张国山，邱冉冉，潘江，等．基于文献分析艾灸治疗哮喘的临床选穴规律［J］．湖南中医药大学学报，2018，38（11）：1278-1282.

（一）艾条悬灸

李皖萍[1]治疗脾胃虚寒型胃脘痛，选择中脘穴和足三里穴作为主穴。在患者上述穴位的上方悬好艾条，然后点燃艾条对这些穴位进行熏灼，以其穴位处的皮肤发红为宜，每日 1 次，每次 15 ～ 20 分钟。

聂焱等[2]治疗 2 型糖尿病合并骨质疏松患者，取足太阳膀胱经的脾俞穴和肾俞穴，治疗时将艾条点燃一端对准穴位处，高出皮肤 3 ～ 5cm（以患者能耐受的热量为度），灸至患者自觉有灸感（局部有温热或酸胀等复合感觉，或可向周围或向远部扩散），每次 15 分钟，隔日 1 次，持续 90 日，共计 45 次。

（二）热敏灸

温伟琴等[3]采用热敏灸足三里治疗慢性非萎缩性胃炎患者，定位后操作者手持江西中医药大学自制的热敏灸艾条，将点燃的一端对准足三里，距离保持 3cm 左右，进行温和灸，使患者局部感到温热但无灼痛感，每天 1 次，每次艾灸时间以热敏灸感消失为度，连续 15 天。

1　李皖萍 . 用艾条灸联合穴位贴敷法治疗脾胃虚寒型胃脘痛的效果分析［J］. 当代医药论丛，2018，16（4）：220–221.

2　聂焱，郑雪峰，陈明明 . 温和灸背俞穴对 2 型糖尿病合并骨质疏松患者骨代谢影响的临床研究［J］. 中国民族民间医药，2018，27（8）：128–131.

3　温伟琴，曾晶晶，饶珂寒，等 . 热敏灸足三里对慢性非萎缩性胃炎患者血清 GAS 及 PG 的影响［J］. 江西中医药，2016，47（7）：61–63.

李彬等[1]用热敏灸治疗胃食管反流性咳嗽，先筛选热敏化腧穴，即用艾条在患者足阳明胃经、足太阳膀胱经、足太阴脾经、手太阴肺经循行部位及脐周相关区域（内关、梁丘、足三里、中脘、公孙、神阙、脾俞、胃俞、列缺、尺泽等）采用回旋灸、雀啄灸、温和灸等手法进行探查，患者如有灸感反应（透热、传热、扩热或酸胀）时，此部位就是探及的热敏穴。重复以上操作，以探出热敏穴。艾灸治疗具体操作为：先行回旋灸2分钟以温热局部气血，再行雀啄灸1分钟以加强热敏化灸感，往返循经灸2分钟以激发经气，最后行温和灸以发动感传、开通经络，每次治疗60分钟，每日1次，共治疗4周。

董庆等[2]运用热敏灸治疗冠心病失眠，取心俞（双）、膈俞（双）穴，将点燃的艾条在穴位附近距离皮肤3cm处施行回旋灸法，以探查热敏腧穴。当患者感受到透热、扩热、传热等热敏现象时，该处即为热敏腧穴。对该热敏腧穴持续施行温和灸法，灸量以热敏现象消失为度，每穴施灸10～15分钟，隔日施灸1次，共治疗1个月。

（三）艾盒灸

张迪等[3]对慢性萎缩性胃炎患者给予合募配穴灸法治疗，将点燃的艾灸条放入艾灸盒中，将艾灸盒置于中脘穴及双侧足三里穴，

1　李彬，白辉辉，张一.热敏灸配合质子泵抑制剂治疗胃食管反流性咳嗽疗效观察［J］.上海针灸杂志，2019，38（6）：597-600.

2　董庆，徐复娟，樊小平.热敏灸治疗冠心病失眠的疗效及对血清褪黑素、瘦素的影响［J］.上海针灸杂志，2020，39（10）：1235-1239.

3　张迪，袁星星，王炳予，等.合募配穴灸法治疗慢性萎缩性胃炎临床观察［J］.上海针灸杂志，2017，36（12）：1401-1405.

以局部温热感而不引起烧灼感为度，灸至皮肤出现红晕伴热感透向胃脘部为佳。每次 20～25 分钟，每日 1 次，治疗 12 周。

黄仙保等[1]采用热敏灸盒灸治疗新型冠状病毒肺炎，取穴：神阙、天枢穴区。操作：点燃两段直径 2.5cm、长 4cm 的艾段，插入内有艾热反射腔、能够调节单元热度的专用灸具中，灸具长 22cm，宽 16cm，灸具的出烟口与便携式消烟器相连，将灸具以肚脐为中心横向放置。施灸过程中可通过调整每个施灸单元手柄来调节艾热强度，使施灸的腹部穴区感到热而均匀、舒适、不灼痛为宜；通过灸具在肚脐上下左右移动，找到出现热感有渗透、远传、扩散、舒适等艾灸得气热感的位置，静置施灸。整个施灸过程中务必保证热而均匀、舒适、不灼痛。灸量：每次施灸时间以灸至深部热、远部热、身烘热、额汗出等艾灸得气消退为度，40～60 分钟，每日 1 次。

鞠昌军等[2]对全膝关节置换术后股四头肌无力患者实施温灸疗法，取穴以足阳明经为主，选取梁丘和足三里穴。对穴位进行准确定位后，将点燃的纯艾条放入艾灸盒内，在距离皮肤约 2cm 处施行温和悬灸，每个穴位悬灸 15 分钟，温度以患者能够忍受为度，以所灸穴位的皮肤红润透热为一次施灸剂量。每日 8∶00 时和 16∶00 时各施灸 1 次，治疗 7 天为 1 个疗程，连续治疗 2 个疗程。

吕艳等[3]采用恒温灸具进行大面积恒温艾灸治疗胃脘痛患者

1　黄仙保，谢丁一，邱祺，等．热敏灸治疗新型冠状病毒肺炎临床观察［J］．中国针灸，2020，40（6）：576–580.

2　鞠昌军，周鑫，董程程，等．温灸疗法改善全膝关节置换术后股四头肌无力临床观察［J］．中国针灸，2019，39（3）：276–280.

3　吕艳，李桂贤，陈国忠，等．中药恒温烫熨联合大面积恒温灸治疗胃脘痛应用观察［J］．广西中医药，2012，35（2）：23–25.

的操作方法：①将点燃艾条放入 4 个双孔恒温灸具，并盖上盖子。②把灸盒放在背部脾俞、胃俞、肝俞、胆俞、肾俞等的穴位上施灸。③用一条大浴巾围在灸盒的底部后，再用一条大浴巾盖在灸盒顶部，并注意用浴巾密封固定灸盒。④火头距施灸部位 2～3cm，以患者感到皮肤温热舒适而不灼痛为度，无需刮灰。⑤每天灸 1 次，每次灸 60 分钟，治疗 15 天。

文献研究显示，施灸方法包括悬灸、热敏灸、传统灸盒灸和恒温灸盒灸等。悬灸时间较短，一般为 15～20 分钟；热敏灸时间多不做限定而以热敏灸感消失为度，一般每穴需施灸 10～15 分钟，热敏盒灸所需时间更长；传统灸盒施灸时间一般在 30 分钟左右，以穴位的皮肤红润透热为度；大面积恒温灸盒灸则改进操作方法，以患者感到皮肤温热舒适而不灼痛为度，可实现体表 - 脏腑 - 经络 - 穴位一体化施灸。

四、恒温灸法与传统灸法节能省力效果比较

吕艳等[1]比较大面积恒温艾灸与传统艾灸治疗胃脘痛患者的节能省力情况。将 260 例胃脘痛患者随机分为治疗组及对照组各 130 例，治疗组采用专利技术——恒温灸具进行大面积恒温灸方法治疗，对照组采用传统的艾盒灸方法治疗。结果显示：治疗组每次使用的艾条 2 条共为 3900 条，对照组每次使用的艾条 4 条共为 7800 条；治疗组每小时能灸 10 例次，共需要护士的劳力 195 小时；对照组每小时能灸 6 例次，共需要护士的劳力 325 小时；两组比较能节约艾条 50% 及护士劳力 40%。

---

1 吕艳，李桂贤，陈国忠，等 . 中药恒温烫熨联合大面积恒温灸治疗胃脘痛应用观察 ［J］. 广西中医药，2012，35（2）：23-25.

五、灸量及补泻方法与效果

（一）灸量与效果

金传阳等[1]整理相关文献发现温和灸"灸量"具有 2 个共同点，即突出热刺激的温度特异性和重视热刺激量的累积效应。通过分析总结进一步明确界定了温和灸"灸量"相关的 6 个参数，包括灸能、灸 – 热刺激、灸面、灸时、灸强、灸频。温和灸的"灸量"实质上具有 3 个内涵，包括灸时、单灸量和总灸量。施灸时向体内导入的热量与施灸量有关，而温热刺激的量与灸法达到治疗效应的热刺激量值得关注。另外，灸量与灸材燃烧时产生的温热及生成物等对机体所产生的刺激量，包括艾绒等灸材燃烧产生温热的高低、穿透力的大小、生成物的刺激程度等，体现出对灸量的多维度描述，包括刺激强度、温度、渗透力、灸后反应等，因此"灸量"多少的本质是热刺激量多少。其他与之相关的参数，如壮数、施灸的面积、施灸的频率、灸法等的变化，直接影响了热刺激量的多少，从而对"灸量"多少产生调控。灸 – 热刺激作用于体表的面积，称为灸面。有学者[2]观察到，施灸面积直径小于1.5cm 时，产生的镇痛效应有限，只有在直径达到 2 ～ 3cm 时才能产生较明显的镇痛作用。说明灸 – 热刺激只有达到一定面积，才能产生一定的效应。不同灸法的灸时存在明显区别。间接灸法中，隔物灸法灸时约 30 分钟；某些特殊病种的温和灸，灸时要求

1 金传阳，孙征，刘力源，等 . 温和灸"灸量"的参数与内涵［J］. 针刺研究，2019，44（7）：520-524.

2 李亮 . 热灸效应与穴位敏化的机制［D］. 北京：中国中医科学院，2011.

超过 60 分钟。

古人施灸重视灸量，认为灸量是能否取效的关键，"艾炷大小、壮数多少是把握灸量的重要因素"[1]。《医宗金鉴·刺灸心法要诀》记载："凡灸诸病，必火足气到，始能求愈。"明确指出艾灸治病，要达到足够的灸量，热力要能够深入体内，直达病所，才能起到治疗效果。古法施灸追求大炷，正如《备急千金要方》所说："灸不三分，是谓徒冤，炷务大也。"并以发灸疮为疗效标准，如《针灸资生经》所载："凡著艾得灸疮发，所患即瘥，不得疮发，其疾不愈。"认为艾灸必须灸至发疮，病才能痊愈。古法施灸为了促发灸疮，就要达到一定的灸量，往往施灸壮数较多。南宋医家窦材认为"世俗用灸，不过三五十壮，殊不知小疾则愈，驻命根则难"。古籍中的这些论述仿佛一盏盏明灯，为临床指明了方向。现代灸法研究者高希言教授通过临床观察认为，一次治疗的充足灸量一般需要 50 分钟以上[2]。

蒋国庆[3]浅淡温和灸的灸量，认为应由时间和患者感觉控制灸量，一般灸疗时间在 15 ~ 30 分钟，认为患者开始艾灸以前 5 分钟左右点燃艾条，灸疗一开始患者就感觉有温热感，这样在规定的时间内就能达到要求的灸量。施灸后患者有温热感或灼热感，温热的穿透力很强，如灸腹部可以感觉到腹内有水波浪的感觉，如果温度不够或者过高都达不到治疗的目的。

---

1 丁建兴.按压透热隔姜灸法及其临床运用［J］.上海针灸杂志，2015，34（6）：582-584.

2 张建斌，王玲玲，吴焕淦，等.艾灸温通温补概念的内涵分析［J］.中国针灸.2012，32（11）：1000-1003.

3 蒋国庆.浅淡温和灸的灸量［J］.上海针灸杂志，2005（11）：37.

丁凤等[1]探究临床艾灸不同灸量治疗血脂异常的临床疗效，结果表明 30 分钟温和灸组和 45 分钟温和灸组要优于 15 分钟温和灸组，认为艾灸是治疗血脂异常的有效手段，30 分钟是温和灸治疗血脂异常临床最佳灸量时间。

苟朝琴等[2]系统评价艾条灸灸量累积时间参数（间隔时间和疗程）对原发性痛经临床疗效的影响。时间因素直接关系到艾灸刺激量的大小，故临床必须重视针灸治疗的效应累积。研究发现累积治疗总量相同时（治疗 3 个疗程），艾灸每日 1 次和隔日 1 次的频度差异对 PD 患者疗效的影响不明显，从卫生经济学角度可选择隔日 1 次的治疗方案，既能保证疗效，又能减少不必要的浪费。

（二）补泻方法与效果

灸法的补泻历代医家早有论述[3]。除《灵枢·背腧》与《针灸大成》中有关于灸法补泻的相关记载外，《黄帝内经太素·腧穴·气穴》亦曰："言灸补泻，火烧其处，正气聚，故曰补也；吹令热入，以攻其病，故曰泻也。"

1. 艾炷的松紧与补泻相关

艾炷松散，或运用纸片扇动，速旺其火，燃烧快，火力强，刺激强度大，施灸时间短，与《黄帝内经》所说"以火泻者，疾吹其火，传其艾，须其火灭也"，其理一也，适用于泻法；扇者散

1　丁凤，王婧吉，储浩然. 温和灸不同灸量对治疗血脂异常最佳灸量研究［J］. 中医药临床杂志，2016，28（2）：237-239.

2　苟朝琴，高静，吴晨曦，等. 艾条灸灸量时间参数对原发性痛经疗效影响的 Meta 分析［J］. 中医临床研究，2016，8（34）：14-20.

3　谢琦琦，万红棉. 灸法补泻理论的热力学机制探讨［J］. 南京中医药大学学报，2019，35（6）：638-639.

也，使邪气散之意。艾炷紧实，燃烧慢，火力累加，火力弱，刺激强度小，施灸时间长，符合《黄帝内经》所说"以火补者，毋吹其火"，适用于补法。

2. 灸量多少与补泻相关

古人以艾炷大小、壮数多少把握灸量。大壮、多壮为阳中之阳，故用于阴阳离绝、阳气暴脱之危证。总之，对于急危重症、陈寒痼疾，病位深重者，需要"重灸急补"，可选择大炷，不计壮数，中病即止。张建斌认为："对于素体虚弱、阴阳两虚者，可以小量艾火，徐徐温煦，缓缓温补，注重累积效应"[1]，宜小壮、多壮（阴中之阳），壮数适可而止，不宜太过，以免伤阴，而致虚不受补。小壮、少壮为阴中之阴，故用于素体虚弱、阴阳两虚、偏阴虚者，用实按法，只可分次灸治，缓缓图之，不可急于求成，贪多求快，以免动火；也可用于实证、热证，用点按法，以使消散。

3. 艾灸的补法是根据"虚则补之"的法则而立

灸补的关键在于"徐"，适当延长灸疗时间，待艾灸缓慢自灭，即以手按其穴位，使真气可聚，勿外散发，此谓之补。灸法的补虚作用主要体现在益气助阳方面。由于机体阳气偏虚，阴寒内盛，脏腑经络之气凝滞，而"寒则留之"，此时须多灸久留，以温通经络，激发经气，助阳气来复，则阴寒可散。尤其是在扶阳固脱方面，灸疗的功效更为显著。灸泻法的应用，主要依据"盛则泻之""满则泄之"的原则。与补相反，灸泻法的运用关键在于"疾"，即短暂的灸火刺激。《针灸大成》说："以火泻者，速吹其火，开其穴也。"即点灸后，迅速吹灭艾炷，使邪气发散，此谓

---

1 张建斌，王玲玲，吴焕淦，等.艾灸温通温补概念的内涵分析［J］.中国针灸，2012，32（11）：1000–1003.

"泻"。在治疗上必以疏通为主，借艾灸的作用来促进气血流行畅通，上下顺达调和，恢复阴阳平衡[1]。

4. 艾灸的补法方法应用

魏巧兰等[2]对肾病脾肾阳虚型水肿患者取水分（泻法）、气海（泻法）、关元（补法）、足三里（补法）、涌泉（补法）五穴，取准穴位后实施艾灸，施泻法即在艾灸以后不去按压施灸的部位，施补法即施灸后又立即、快速地按住施灸的穴位，待余焰热感继续透入穴内。艾灸至局部皮肤稍起红晕为止，每个穴位艾灸5分钟。

第六节 灸具发明与创新

1. 一种新型恒温无烟艾灸器

此新型恒温无烟艾灸器[3]（专利号：CN 201720556387.8）的底座上端安装有升降杆，升降杆的中轴线垂直于底座的上端面进行布置，下固定板的上侧装配有箱体，箱体的上侧开设有滑槽，滑槽的内部啮合有滑动板，滑动板的中间位置开设有通孔，通过添加升降杆来实现对箱体高度的调节。此设计便于根据使用者的具体要求进行箱体高度的调节，解决了传统设备存在固定不方便的问题；限位架上防护垫与使用者的皮肤贴合在一起，有效地解决了传统设备舒适性不足的难题；将传统的艾灸器改为电加热器进

---

1 李连洁.灸法补泻探析［J］.河南中医，2014，34（11）：2252-2254.

2 魏巧兰，邱静，徐中芹.艾灸治疗肾病脾肾阳虚型水肿病人的疗效观察［J］.护理研究，2016，30（18）：2233-2235.

3 唐军玲.一种新型恒温无烟艾灸器［P］.山东：CN207666861U，2018-07-31.

行加热，有效地解决了传统设备通过明火加热存在安全隐患的问题；另外，置水槽的设计增加了艾灸过程中的湿度，防止由于温度过高造成患者皮肤脱水的情况出现。其创新点在于恒温、无烟及加湿与防烫伤等优势。

2. 艾灸盒

此艾灸盒[1]（专利号：CN 201821397881.5）支撑件与螺杆下端部固定，支撑件下方设有一个接灰盘，该接灰盘中心处的螺纹盲孔与螺杆下端螺纹连接；接灰盘为金属盘，该接灰盘的外边缘向上倾斜后形成倾斜面，而支撑件和倾斜面的外边缘均与下壳的内壁之间留有间隙，且支撑件的外边缘位于倾斜面外边缘的内侧。其创新点在于盒有内外贯通的热量过孔及内设有调温片，能够让调温片上不同的空气过孔相通，从而调节进入上、下内腔的空气量；调整了支撑件的固定方式，并采用了接灰盘，该接灰盘与螺杆下端螺纹连接，艾灸燃烧时产生的灰烬和艾油都会被接灰盘有效地接住，从而避免灰烬和艾油通过热量过孔后烫伤使用者皮肤的风险，并且接灰盘拆装方便，拆下时能及时、方便、有效地清洗积在盘上的灰烬和艾油，很好地克服了背景技术中对比专利文件的缺陷。

3. 便于调温的艾灸盒

此便于调温的艾灸盒[2]（专利号：CN 201920803624.5）为中空的圆柱体，分上下两部分，即上柱体和下柱体。上柱体由帽体和柱身、固定插针及反射罩、调温口构成，其特征在于：帽体的长

---

1 谢苗苗，刘婷婷，吴迪，等 . 艾灸盒［P］. 湖北：CN209301714U，2019–08–27.

2 周占业 . 便于调温的艾灸盒［P］. 河南省：CN210728210U，2020–06–12.

度为柱身长度的 1/3，其顶部设置有倒置的锅底形的顶盖或平顶的顶盖；帽体套装在柱身的外侧，两者结合的重叠部分涂有玻璃胶；反射罩为锅底形的凹面，并粘贴有反光的锡箔纸或对凹面进行镜面涂层处理；调温口与出气口交错分布。下柱体的内壁粘贴有锡箔纸。其创新点在于具有结构简单、聚热效果好、恒温、控温操作方便等优点。

第七节　恒温灸具发明与恒温灸法创新

一、传统灸法存在问题

中医药需要继承、发展，更需要创新，灸法由传统的手工灸到 20 世纪 90 年代末的灸盒发明与创新应用，实现了历史性的突破。关于艾灸的作用机制已有不少的研究，其中光、热、香、药等作用理论众说纷纭，难舍彼此。在此情况下，创新既要保持传统，又要符合现代理念。灸疗的改革创新有很多方面，其中最重要的探索，就是在保证疗效的前提下，保持恒温及尽可能地减少烫伤。传统灸法有手工灸、插签灸及灸盒灸等，存在着诸多关键技术问题与不足：①温度不恒定（随着灸药燃烧火点的不断增高而温度由高变低）。②容易烫伤及安全性差（燃烧开始时温度高，老年人、皮肤感觉障碍者、腹部及足三里等皮肤不在同一水平线处的穴位，容易造成低温烫伤；燃烧的灸药暴露易烧着床褥）。③操作繁琐（艾条插入插签或雷火灸条需外加大头针固定，且要反复调整施灸距离及重新点燃灸药）。④耗材且耗人力多（灸药暴露在空气中，燃烧速度快，消耗多，需多次点燃灸药）。⑤需反复刮灰（每 5～10 分钟刮一次灰）。⑥灸盒单一、与灸药缺乏规格化，难以满足临床各种灸法的需求。⑦燃烧排烟大（艾条或雷火灸药暴露在空气中燃烧，产生大量烟雾）。⑧舒适感不强（施灸时局部暴露，温热感差）。⑨冬天天气寒冷，难以施灸。⑩灸盒外固定不牢固（灸盒外固定容易松动脱落及固定方法不佳）。

二、恒温灸法创新

恒温灸法针对传统灸法存在的技术不足，进行了灸具改良和操作方法改进，主要有三大创新点。

（一）恒温灸法理论与护理方案创新

1. 恒温灸理论创新

提出了恒温灸及大面积恒温灸理论。恒温灸具关键核心技术改良：利用重力作用，使灸药燃烧点能保持在同一水平线上，并与施灸部位保持距离恒定，灸法实现了恒温灸的效果；恒温灸具与传统灸具相比，灸盒更大，脏腑较集中的背部、腹部施灸时覆盖面积更广，实现了体表、脏腑、经络与穴位一体化施灸，增强了灸疗的效果。

2. 制定恒温灸法标准操作流程及构建规范化护理方案

灸疗所治病证临床上多属寒热虚湿瘀错杂证，采用恒温灸治疗复杂的临床病证有重要意义。从施灸经络、穴位、灸具的选择，以及施灸距离、温度、时间及灸量等关键环节的护理研究，制定恒温灸法标准操作流程及构建恒温灸法规范化护理方案，使恒温灸法更为科学化、标准化、规范化、简单化、人性化。

（1）恒温灸法经络穴位的选择　恒温灸法治疗利用经络理论、穴位治疗作用及穴位近部与远部作用机制，从中医辨证护理角度出发，根据患者临床症状，施灸以督脉、任脉及足太阳膀胱经为主穴，脾、胃、肝、肾、心、肺经经络为臣穴，从背、腹及四肢等进行辨证取穴，采用实则泻之、虚则补之的原则，以疏通经脉、调节经气、调和气血及阴阳平衡，从根本上改善患者局部及全身症状，达到解除寒热虚湿瘀等复杂致病因素的作用。

（2）根据患者辨证及灸法选择不同灸具与灸药　根据患者的中医辨证及补泻原则，选择不同的灸具及灸药（雷火灸、艾灸或姜灸）。灸具有可调节不同高度的 1 ～ 19 孔之分：1 孔主要适用于四肢及穴位施灸；2 孔、3 孔、4 孔、6 孔可适用于任何部位施灸；12 ～ 19 孔适用于背部、腹部、下肢经络及穴位的大面积姜疗或减肥施灸。雷火灸药条直径 3cm，含有调节阴阳的 30 多种名贵中药；艾条有直径 1cm、2.5cm。与艾灸比较，雷火灸健脾除湿、活血化瘀及温阳补虚等作用更强。

（3）恒温灸法补泻原则与效果评价　①恒温灸治疗补泻原则及补泻法得气判断。根据灸温、灸量（施灸时间长短及灸具的大小与多少）、施灸时间、面色及施灸部位红晕、肌肉软组织柔软、汗出等来区分与判断。②恒温灸补法操作护理方案优化及得气判断。补法操作：施灸距离高、温度较低、灸量小、时间 15 ～ 30 分钟；补法得气判断：施灸后皮肤及面色微红晕，无汗或微微汗出。③恒温灸泻法操作护理方案优化及得气判断。泻法操作：施灸距离低、温度高、灸量大、时间 40 ～ 60 分钟；泻法得气判断：皮肤及面色明显红晕，汗出较多或全身汗出。

（二）灸具发明与工具创新

1. 恒温灸具（专利号：ZL 200920141292.5）

专利技术——恒温灸具的创新点：①温度恒定、火力均匀及不易烫伤。灸盖上设有连接灸网并可上下移动而不下滑的不锈钢灸筒固定灸条，灸盒底部有更精密的不锈钢纱网集灰，关键技术在于重力作用下将灸条始终固定在同一个水平位置上，保持施灸距离恒定；更精密的纱网克服了传统灸疗施灸中的灸灰污染和皮肤烧伤，同时不锈钢筒还有烟囱的作用，使灸条低温燃烧、火力均匀且不易烫伤。②操作简单与节能省力。点燃灸条后放在不锈钢灸筒内施灸，能使灸条低温及完全燃烧，无需刮灰，节能省力，节约药物与人力30%～50%。③灸具多规格和多功能，实现规格化并适合任何灸药施灸。④采用大毛巾包裹，达到保温及减少烟雾排放的作用，符合环保要求；灸条在不锈钢灸筒内燃烧，温度更恒定，通过不锈钢灸筒的热传导，大浴巾包裹恒温灸具产生的热量，比等量灸药暴露在空气中燃烧的热量大，从而增加了灸疗舒适感。⑤因年老、腰背疼痛不能俯卧或体位不能配合者，可使用固定带采用坐姿施灸，使施灸更安全。

2. 恒温可调控灸具（专利号：ZL 201520986728.6）

恒温可调控灸盒包括盒体、顶板，其特点在于盒体内部的空腔为灸药燃烧室。创新点：①灸盒燃烧室设有可作上下移动的灸药定位器。②盒体的底部开有红外线辐射口；顶部为盒盖，盒盖中间有灸药进口。③盒盖下方固定有环形定位器导管，灸药定位器置于环形定位器导管内，并有伸出盒体外侧的调节杆，调节杆与盒体壁上所设调节卡槽配合以实现上下移动调节。

3. 艾灸与雷火灸万向机械神手（专利号：ZL 201520986620.7）

艾灸与雷火灸万向机械神手包括水平移动圆轨、垂直移动圆轨和连接杆。创新点：①水平移动圆轨上连接有可作前后移动的垂直移动圆轨。②垂直移动圆轨上连接有可作上下移动的连接杆，连接杆上连接有可作左右摆动的灸盒锁止机构。垂直移动圆轨与水平移动圆轨相互垂直排布，垂直移动圆轨的顶部通过前后向活节锁止机构与水平移动圆轨连接，连接杆的顶部通过上下向活节

锁止机构与垂直移动圆轨的下部连接。③灸盒锁止机构通过左右
向活节锁止机构与连接杆的底端连接。

4. 艾灸与雷火灸专用治疗车（专利号：ZL 201520987446.8）

艾灸与雷火灸治疗专用工具车包括车体，车体内设有热源操
作室、艾条与雷火灸药贮存室、灰斗室、物品贮存室、艾灸盒与
雷火灸盒贮存室。创新点：①艾灸盒与雷火灸盒贮存室位于车体
下部，物品贮存室设置在灸盒与雷火灸盒贮存室的上方。②热源
操作室、艾条与雷火灸药贮存室和灰斗室并排设置在物品贮存室
的上方。③热源操作室、物品贮存室和艾灸盒与雷火灸盒贮存室
均为敞开式。

5. 一种多功能医用灸条灭火罐（专利号：ZL 201920088682.4）

一种多功能医用灸条灭火罐包括罐体、灭火罐盖、灸条固定
装置和艾灰分离装置。创新点：①罐体为一顶部开口设置的圆柱
体；罐体的罐口内侧下方设有环状突起，环状突起与罐体位一体
式结构。②灸条固定装置和艾灰分离装置为可拆卸的组合式结构，
灸条固定装置扣合在艾灰分离装置内，灸条固定装置为一不锈
钢平面，平面边缘均匀分布三个向上突起的宽式弹性弯钩，弯钩
向外侧方向略紧弯曲。③结构简单，密闭性好，有自动脱灰及防
潮功能，具备高效、节约、卫生、防烫伤、易清洗、结实耐用的
优势。

（三）操作方法创新

传统灸法有操作繁杂、无法控温、易致烫伤、烟雾过大等缺
陷，这给灸疗的应用和推广造成一定的阻碍。尽管诸多灸器具相
继问世，但仍有一定缺陷，如操作起来不方便、受时间地点限制
等，尤其是小巧便捷的灸器在使用过程中不易控制温度和施灸距

离，成了灸法操作的难点。针对传统灸法不足之处，恒温灸法[1]采用大浴巾包裹，能保温、固定灸盒、减少排烟，达到体表、脏腑、经络与穴位一体化施灸。

现代医学研究表明，灸法治疗取得疗效的关键是火力均匀及温热效应[2]，减少烫伤、提高灸疗效果及护理工作效率是临床上亟待解决的焦点问题。恒温灸法首先提出恒温灸及大面积恒温灸理论。吕艳等学者[3]研究比较大面积恒温艾灸与传统艾灸治疗胃脘痛疗效及节能省力情况，提出大面积恒温灸理论并改进灸具与操作方法：工具改良的关键在于灸药燃烧点在重力作用下与施灸部位保持距离恒定，达到恒温灸的效果。操作方法的改进是采用大浴巾包裹灸具，达到固定、保温及增加舒适感的效果。灸法具有偏补之功，取五脏背俞穴，五脏之气输注于背部可通调五脏气机[4]。高希言[5]等提出一次治疗的充足灸量，一般需要50分钟以上才起到治疗的效果。黄月莲[6]等发现雷火灸治病药物成本和时间成本都太高（目前在医院里雷火灸条成本为43元/根，清艾条为2.5元

1 吕艳，李桂贤，陈国忠，等.中药恒温烫熨联合大面积恒温灸治疗胃脘痛应用观察［J］.广西中医药，2012，35（2）：23-25.

2 张淑君.试论灸法"治未病"［J］.中国针灸，2008，28（10）：739-741.

3 吕艳，黄贵华，韦衡秋，等.恒温雷火灸标准操作流程在胃脘痛护理中的规范化研究［J］.护理研究，2015，29（4B）：1297-1299.

4 陈兴华，杨海涛，唐纯志.艾灸五脏背俞穴对慢性疲劳模型大鼠行为学的影响［J］.四川中医，2009，27（8）：16-17.

5 高希言，奥晓静.提高艾灸疗效的探讨［J］.中国针灸，2008，28（4）：277-279.

6 黄月莲.针灸结合雷火灸临床应用举隅［J］.针灸临床杂志，2012，28（7）：24-25.

/ 根），用雷火灸筒灸不做或少做手法灸则能降低药物成本及时间成本。

　　研究者已从灸量、灸时及药物成本等方面进行了探讨与实践，并取得良好的效果。恒温灸具通过采用可上下移动调节施灸距离的不锈钢灸筒、灸网和更精密纱网的设计达到恒温施灸，解决了传统灸盒存在的问题，施灸实现了恒温灸的效果。恒温灸具与传统灸具相比，灸盒更大，脏腑较集中的背部、腹部施灸时覆盖面积更广，实现了体表、脏腑、穴位与经络一体化施灸，增强了灸疗的效果。恒温灸法的创新就是在此前提下经过打磨，产品、理念创新脱颖而出，根据中医经络理论及辨病与辨证原则，从经络、穴位与灸具选择、灸温、灸时、灸量等对恒温灸进行系统的理论与临床研究，规范操作及优化临床护理方案，形成中医护理特色与品牌，并促进成果的产业化及进一步推广应用。因此，恒温灸具的发明能解决传统灸法关键技术上的不足，恒温灸法的创立标志着灸法一个划时代的突破与超越，对推动中医护理学科及针灸学科发展具有重要的意义。

| 第二章 |
雷火灸的起源与恒温雷火灸法创新

第一节　雷火灸的起源与历史演变

一、雷火灸的起源

雷火神针在历史上的名称不一，曾有"雷火针""火雷针""神圣针""麝火针""射火"等别名，属于实按灸的一种，其治疗思想最早可追溯到《黄帝内经》时药液浸布热熨敷患处的治法[1]。成书于元末明初的《法海遗珠》，是一部汇集宋元部分道教流派法术的著作，其中记述了"雷霆𤑔火针法"[2]这种道家雷法，为实按灸的滥觞，为雷火神针提供了理论基础。在吸取隔物灸艾火间接作用于皮肤的治疗理念[3]及结合《寿域神方》中记载的艾卷灸操作后[4]，经过进一步发展，于明中期嘉靖年间成书的《神农皇帝真传针灸图》（1539年）中，首见雷火神针的前身——"火雷

1　唐宜春，张建斌.实按灸源流考［J］.中国针灸，2012，32（9）：852.

2　张宇初，张宇清.法海遗珠［M］//道藏：第二十六册.北京，上海，天津：文物出版社，上海书店出版社，天津古籍出版社，1988：896.

3　葛洪.肘后备急方［M］.天津：天津科学技术出版社，2013：28.

4　黄建军.明清时期灸法的发展与应用［J］.北京中医药大学学报，1995，18（6）：22.

针"[1]。该书中记载的以艾绒为主，配以乳香、麝香等药物的配方，为后续的雷火神针方药组成提供了模板。将药物掺入艾绒中，以纸卷为药艾条，施以实按灸的操作，成为雷火神针的基础制作与操作方法。本法是一种艾灸法，之所以称为"针"，是因为操作时，实按于穴位之上，类似针法之故。首次以"火雷针"这一既具备药艾条、实按灸，还寓含着"雷火"之意的名称命名，可认为是雷火神针的正式诞生。

二、雷火神针的历史演变

起初的实按灸是使用纯艾条进行灸治。明·嘉靖《神农皇帝真传针灸图》始出现添加药物的实按灸。《古今医统大全》（1556年）[2]记载一较原始的按灸法：以桃枝隔纸按于患处，称为"雷火针"。雷火针是药艾条实按灸的肇始。雷火神针自出现后发展迅速，历代医家不断改良其配方，在诸多明清医籍中如《本草纲目》（1578年）[3]、《针灸大成》（1601年）、《外科正宗》（1617年）[4]、《景岳全书》（1624年）[5]、《种福堂公选良方》（1775年）等均记载有雷火神针详细的组方制作及主治范围，见表2–1[6]。各医籍在雷火神针的卷制方

1　佚名.神农针灸图［M］//海外回归中医善本古籍丛书：第十二册.北京：人民卫生出版社，2003：207.

2　明·徐春甫.古今医统大全［M］//新安医籍丛刊：下册.合肥：安徽科学技术出版社，1995：982.

3　明·李时珍.本草纲目［M］.北京：中国中医药出版社，1998：175.

4　明·陈实功.外科正宗［M］.北京：中国医药科技出版社，2011：143.

5　明·张介宾.景岳全书［M］.北京：人民卫生出版社，19911290–1291.

6　王申，还涵，廖瑞需，等.雷火神针的演变与现代研究进展［J］.江苏中医药，2020，52（8）：86–90.

法上大致相同，除《景岳全书》提出以鸡蛋清涂于艾条外层增加硬度外，其他多直接用纸卷艾即可；但在艾条的药物组方上，各家由于治疗重点不同，所使用的处方也各异。此外，清代医家进一步改进雷火神针配方，有三气合痹针、消癖神火针等不同的改良针法。至康熙年间，韩贻丰在吸取前人经验后，于方中去乌头、蜈蚣等"杂霸之药"，添人参等大补元气之药，形成了雷火神针传承中的最大分支——"太乙神针"，克服了雷火神针"但有攻克，更无滋补"的不足，扩展了治疗范围。后经范毓䄂继承发扬，流传极广，影响力延续至20世纪初期，广泛流传于民间，有"人人和缓，家家华佗"之称。现代医家[1]对太乙神针进一步改良：刘洁声以铜套筒的形式，解决了"轻则布燃，重则火灭"的弊端；王民集将实按灸与推拿手法进行融合创新，创立了"按摩灸"，实用性极强[2]；陶崑[3]创新"动力灸"，将红布于药液中浸泡，并结合推拿手法施灸，具有很好的活血化瘀、行气止痛效果。雷火神针经历代医家改进，逐渐形成了将麝香、乳香、没药等药物混入艾绒，卷为艾条，以实按灸的手法进行操作的体系，通过对配方的改良，利用艾条燃烧产生的温热作用及"药气"透入腧穴，不仅加强了原有的功效，同时也使适应证更加广泛，从而可治疗不同的疾病[4]。

---

1 刘立公，顾杰.范毓䄂和"太乙神针"［J］.中国针灸，2007，27（7）：544.

2 张帅州，王飞.浅谈实按灸与按摩灸［J］.光明中医，2010，25（7）：1237.

3 陶崑.动力灸治疗脊柱相关疾病临床应用与研究［C］//中国针灸学会.全国第16届针灸临床学术研讨会、全国第11届耳穴诊治学术研讨会、当代临床治验论坛暨中西部十省区学术研讨会论文集.2008：55.

4 王申，还涵，廖瑞需，等.雷火神针的演变与现代研究进展［J］.江苏中医药，2020，52（8）：86-90.

表 2-1 历代医家雷火神针配方表

书名	作者	配方	主治
《神农皇帝真传针灸图》	佚名	艾三两，沉香五钱，乳香五钱，苍术一两，麝香五钱，没药七钱，茵陈一两，干姜五钱，羌活一两，广木香五钱，穿山甲五钱	/
《古今医统大全》	徐春甫	猪牙皂角、威灵仙、细辛、羌活、白芷、川芎、草乌、白蒺藜、藁本、天麻、苍术、独活、良姜、官桂、雄黄、乳香、没药、麝香（少许）、熟艾	腰痛
《本草纲目》	李时珍	熟蕲艾末一两，乳香、没药、穿山甲、雄黄、硫黄、草乌头、川乌头、桃树皮末各一钱，麝香五分，熟艾	心腹冷痛，风寒湿痹，附骨阴疽，筋骨隐痛
《针灸大成》	杨继洲	沉香、木香、乳香、茵陈、羌活、干姜、穿山甲各三钱，麝少许，蕲艾二两	闪挫诸骨间痛，寒湿气
《外科正宗》	陈实功	蕲艾三钱，丁香五分，麝香二分	风寒湿毒袭于经络为患，漫肿无头，皮色不变，筋骨疼痛，起坐艰难，不得安卧
《景岳全书》	张景岳	白芷、独活、川芎、细辛、牙皂、山甲（炮，倍用）、丁香、枳壳、松香、雄黄、乳香、没药、杜仲、桂枝各一钱，硫黄二钱，麝香不拘，熟艾二三两	风寒湿毒之气留滞经络，为痛为肿，不能散者
《疡医大全》	顾世澄	蕲艾一两，朱砂二钱，穿山甲、桃皮、草乌、川乌、乳香、雄黄、没药、硫黄各一钱，麝香五分	风寒湿气滞于经络血脉之中，闭塞不通而痛
《种福堂公选良方》	叶天士	苍耳子肉（去油）、乳香、没药各三钱，羌活、川乌、穿山甲（土炒）、丁香、麝香、茯苓、猪苓、黑附子、泽泻、大茴香、白芷、独活、广木香、肉桂各一钱	风寒湿毒流注经络，痛肿不散

三、赵氏雷火灸的由来

20世纪90年代初期，重庆赵氏雷火灸传统医药研究所所长赵时碧，运用中医理论并结合几十年的临床实践经验，在古代"雷火神针"实按灸的基础上，根据辨证施治的原则，改革灸药的配方和用法，创新发展而成一种新的灸法——赵氏雷火灸。古代雷火神针灸药的主要成分是麝香、硫黄、乳香、没药、穿山甲、全蝎、冬虫夏草、红花等组成，做成如手指粗细（1.5cm），用治阴毒、痹证等。治疗时使用7~9层布包住火头在穴位上熨烫。雷火神针的配方、用法与其他多种灸法不同；在疗效上如同名称的比喻，它会产生像雷神治病一样迅速、灵验的疗效，能治顽疾，对疾病有极大的治疗功效。赵氏雷火灸的配方与雷火神针的配方不同，用法、药炷的粗细也不同。主要采用明火悬灸法，植物药炷粗为3cm，在真正意义上是完全用上了火，雷火灸药效峻，火力猛，渗透力强，治疗面广，烟与火无毒，能直接杀伤多种细菌、病毒等，治疗范围更广、疗效更加显著。这个植物药炷火的作用起着灸的功效，它应属灸的范畴，是继雷火神针后另一个新的植物药炷，因它有治病迅速、疗效好的优势，故名为雷火灸。

赵时碧发明了雷火灸，并申请了国家专利，获批实用新型专利名称"雷火灸"，雷火灸是专利名称，赵氏雷火灸是产品名称。雷火灸集针、灸、药外治法于一体，温和的特点使其受众较多。赵氏雷火灸被国家中医药管理局列为国家新科研项目，2006年获得国家中医药管理局科研成果奖，2010年被国家中医药管理局列为重点新技术推广项目。2013年全国中医医疗协作组组织国内18家中医医疗机构对雷火灸进行临床验证，同年底被重庆市政府批准为重庆市中医非物质文化遗产[1]。

第二节 雷火灸的作用及作用机制

一、雷火灸的作用

雷火灸利用中药燃烧产生热量，通过悬灸的方式刺激相关穴位，其热效应激发经气，使局部皮肤腠理开放，药物透达相应穴位内，起到疏经活络、活血利窍、改善周围组织血液循环的作用。其燃烧时的红外线、药物因子、物理因子及使用独特的手法，与腧穴的特殊作用和脉络的特殊途径循经感传相结合，产生"综合效应"，共同达到温经通络、调节人体功能的作用。经络、腧穴对机体的调节是内因，药物的燃烧是外因，两者缺一不可。其灸具独特，以面罩位带穴与手法配合等，达到扶正固本、补益肝肾、疏风散寒、活血化瘀、散瘿散瘤等作用。

二、雷火灸的机制研究

雷火灸的作用机制大致分为三类，分别为生物传热学特性、电学特性及红外热辐射效应。

1. 生物传热学特性

雷火灸属于灸的一种，其效应是通过温通作用实现，热效应是温通作用的体现，其中温度是其关键的物理因素之一。在雷火灸的使用中引起局部组织温度变化的过程，本质上是热量转移的过程。雷火灸热传递遵循对流、辐射两个方式，雷火灸在生物组织内的热传递及艾灸引起的组织热损伤，均可归属生物传热学研究的范畴。

---

1 赵时碧.中国雷火灸疗法［M］.上海：上海远东出版社，2008：39.

2. 电学特性

有研究表明，人体穴位伏安特性曲线具有非线性、惯性两大特征，穴位非线性特征反映了人体作为高等生物所具有的生理与行为的复杂性，而惯性特征则与穴位能量代谢有关。雷火灸影响经络腧穴的电学特性与人体的状态密切相关，研究"穴脏相关"的非线性规律，发现艾灸肺俞、肝俞穴可显著提高肺俞、肝俞穴位电流，且分别艾灸肺俞、肝俞穴可影响其他五脏背俞穴的电流。"穴脏相关"的非线性规律部分符合五行理论中的生克关系。

3. 红外热辐射效应

雷火灸是一种热辐射反应，其实质是温热刺激的结果，即通过刺激皮肤感受器，影响组织细胞的生化代谢及神经系统功能。研究发现隔物灸产生的红外辐射与热量传递有关，这表明燃烧艾绒时的辐射能谱不仅具有热辐射、远红外辐射，而且具有近红外光辐射。根据物理学原理，一般远红外线能直接作用于人体的较浅部位，靠传导而扩散热量；而近红外线较远红外线波长短、能量强，可直接渗透到深层组织，并通过毛细血管网传到更广泛的部位，而为人体所吸收。雷火灸红外辐射为机体细胞活动和病态细胞提供活能量，并有利于生物大分子氢键偶极分子产生受激共振，通过对人体面（病灶周围）、位（病灶位）、穴形成高浓药区，在热力的作用下，渗透到组织深部来调节人体各项功能；激励人体穴位内生物分子的氢键，产生受激相干谐振吸收效应，由神经体液系统调节人体细胞所需的能量，纠正病理状态下能量代谢的混乱，达到温通经络、祛风散寒、活血化瘀、散瘿散瘤、扶正祛邪等功效[1]。

1　冯群星，庙春颖，陈萍.雷火灸的临床应用机理研究进展［J］.浙江中医杂志，2017，52（7）：544–545.

第三节　赵氏雷火灸创新特点

1. 临床操作手法与临床应用

现代学者对雷火神针在一些方面有所拓展和改进，主要体现在操作方法和临床应用上。以赵氏雷火灸为代表的雷火灸，在配方、制作方法上借鉴雷火神针，在操作上则是将艾条悬于皮肤之上施灸，改雷火神针的实按灸为悬起灸，与实按灸本质上有所区别，严格来说已经不属于传统雷火神针的范畴[1]。

2. 药物配方

赵氏雷火灸作为中医艾灸疗法，主要以中医针灸经络学说为基础理论，同时根据中医辨证施治的理论原则，在精制艾绒中加入了乳香、羌活、干姜、沉香、麝香、茵陈等成分，且其药艾条与普通艾条相比，直径更大，具有药力峻、火力猛、渗透力强、灸疗面广等特点，达到补益肝肾、疏风散寒、消炎镇痛、疏经活络、活血化瘀之功。

3. 创新"以面罩位带腧穴"的治疗方法

赵时碧根据中医经络学说和自己几十年的临床实践经验，研制出一套"以面罩位带腧穴"的治疗方法（面：指病灶部位以外的大面积皮肤；罩位：包括病灶部位在内的区域；带腧穴：指与患处相关的腧穴 1～2 个或若干个），并且打破了古代医书上撰写的禁灸穴位。

4. 燃烧热力与热能不同

赵氏雷火灸灸条燃烧时具有独特的热力与红外线辐射作用。实

1　薛昊，张建斌，陈仁寿. 雷火神针之"源"与"流"［J］. 中国针灸，2018，38（4）：440–444.

践证明，雷火灸在燃烧吹红火头时，距离1cm，温度可高达240℃左右；保持火头灰时，达200℃左右；距离3cm，最低38℃左右。而一般艾条相比同实验中最高温度78℃左右，最低38℃左右。

5. 灸法热力渗透力更强

赵氏雷火灸药条在燃烧时，由于其药力峻猛、渗透力强，能收到立竿见影的效果，是一般灸所不能比拟的。各种不同配制的药物分子因未被破坏，被迅速吸附在人体表层，通过一定时间的熏烤，在皮肤周围形成高浓药区，渗透到腧穴内，通过人体经络传导，扩大了中医火热灸法治疗疾病的范围。

6. 雷火灸灸具创新

赵氏雷火灸创立了一系列的雷火灸灸具，包括悬灸、雀啄灸和温和灸等灸具。

7. 雷火灸操作方法创新

工具创新使雷火灸操作与传统灸法不同，并使雷火灸操作方法多样，且更简单便捷和安全有效。从操作的便捷考虑，目前临床应用较广泛的为2孔雷火灸灸盒。

第四节 赵氏雷火灸灸法创新

一、雷火灸施灸方法创新

（一）药炷施灸方法创新

赵氏雷火灸药炷由有灸药孔的灸盒及灸盖构成。操作方法如下：

1. 扭开灸盒，取下灸药顶部的大头针，插入盒口小孔中，固定灸药。

2. 点燃灸药顶端，注意随时吹掉药灰，保持红火。

3. 将灸药火头对准应灸部位，距离皮肤 2 ～ 3cm 熏烤，至皮肤发红、深部组织发热为度。

4. 药燃至盒口，取出大头针，拉开灸盒底盖，用拇指推出药棒，再用大头针固定后，继续使用。

5. 灸毕取出大头针，盖好药盒，火自动熄灭，放至干燥处备用。

（二）雷火灸摆阵法施灸方法创新

赵氏雷火灸 1 孔及 2 孔雷火灸盒由盒子、灸盖及储灰网构成。操作方法如下：

1. 点燃雷火灸灸药，用大头针固定在雷火灸盒灸药孔里。

2. 将雷火灸盒放在施灸部位上。

3. 每隔 5 ～ 10 分钟定时刮灰及重新固定灸药 1 次，以保持施灸距离的恒定与温热感。

4. 注意询问患者温热感，避免烫伤。

5. 灸毕，取下雷火灸盒，取出大头针与灸药，并灭火。

（三）雷火灸操作手法创新

赵氏雷火灸在施灸时运用各种不同的雷火灸技术方法，能达到雷火灸治疗各种疾病的效果。其手法如下：

1. 雀啄法

雷火灸火头对准应灸处，采用像鸡啄米、雀啄食似的上下移动的方法。此法多用于泄邪气时，在患部和腧穴上使用。

2. 小回旋法

雷火灸火头对准应灸的部位或穴位，作固定的小回旋转。此法可采用顺时针方向旋转，多用于泻法；若采用逆时针方向，多用于补法。

3. 螺旋形灸法

雷火灸火头对准应灸部位中心点，逐渐由小而大，可旋至碗口大，反复使用由小而大的操作方法。按顺时针螺旋形方法旋转，多用于泻法；若按逆时针方向进行螺旋形反复旋转，多用于补法。

4. 横行灸法

超越病灶部位，灸时移动方向，左右摆动，距离皮肤1～2cm，多用于泻法；距离皮肤3～5cm，多用于补法。

5. 纵行灸法

超越病灶部位，灸时上下移动火头，距离皮肤1～2cm，多用于泻法；距离皮肤3～5cm，多用于补法。

6. 斜向法

超越病灶部位，灸条火头斜形移动，距离皮肤1～2cm，多用于泻法；距离皮肤5cm，多用于补法。在治疗鼻炎等多种疾病上常采用，例如：印堂穴移到鼻翼的两侧迎香穴，必须采用斜向灸法。

7. 拉辣式灸法

在患者躯干部医者用左手三指平压肢体软组织向远端移动，雷火灸距离皮肤2cm，保持红火，随着医者的手在患者皮肤上熏烤。每个方位每次拉动距离不少于10cm，拉动次数为3～5遍为佳。

8. 摆阵法

用温灸斗一孔式、两孔式等，根据病情可以摆横阵、竖阵、斜阵、平行阵、丁字阵等。

（四）雷火灸操作注意事项

1. 用灸时火头应与皮肤保持用灸距离，切忌火头接触皮肤，以免烫伤。

2. 治疗中应保持红火，随时注意患者表情，以患者能忍受适宜为度，以避免灼伤。

3. 点穴时若配合按摩手法（以拇指或食指指腹轻揉穴位），疗效更佳。对老年人、小孩禁用猛灸手法（或用灸时间缩短）。

4. 眼外伤、眼底有明显出血或充血症状、恶性高血压、心衰及孕妇等患者禁用。

5. 对体质虚弱、神经衰弱的患者，治疗时火力宜小，精神紧张的患者应消除其思想顾虑，饥饿的患者应先进食或喝些糖水。

6. 治疗后注意避风寒及 3 小时内不宜洗澡，以免影响疗效。

7. 定时刮灰、询问患者温热感及避免烫伤。如有皮肤烫伤，可立即用 95% 酒精降温，以及用紫草油或烫伤膏涂抹烫伤处。如有小水疱，注意不擦破，可任其自然吸收；较大的灸疮，可用消毒针头刺破，放出液体，或用无菌注射器抽出液体，再涂抹烫伤膏。

二、雷火灸补法与泻法创新

1. 补法

温火灸（任其自行燃烧）火力温和缓慢透入穴位深层。距离皮肤 3cm。用上下灸、左右灸。双数灸（上下灸、左右灸：2、4、6、8、10 次数）。药物以温补为主。

2. 泻法

灸火旺（速吹灰），对穴位有较强的刺激。距离皮肤 1cm。用雀啄灸、旋转灸。单数灸（雀啄灸、旋转灸：1、3、5、7、9 次数），药物配方以泻为主。以上的补法超过了半小时，药量增大，渗透加深，就会起到泻法的作用，尤其是超过 1 小时以后的温灸法就会变成泻法。

3. 平补平泻法

距离皮肤 2cm。补、泻手法及药物配方交叉使用。

三、雷火灸悬灸法得气判断

雷火灸施灸与其他灸一样，均讲究其治病的手法。灸法与针法一样存在得气与否的判断。雷火灸施灸属非侵入疗法，即悬灸疗法。它的得气表现与补泻手法的操作、灸感程度、施灸时间、用药量、体表的距离、肌体呈现的红晕等有关。得气分为补法的得气与泻法的得气。

1. 补法得气

雷火灸距离皮肤 3 ～ 5cm，施灸时间在 5 ～ 10 分钟，皮肤慢慢地呈现淡红色红晕或肌肉软组织呈现柔软，皮肤温度增加，此为补法得气。

2. 泻法得气

雷火灸距离皮肤 1 ～ 2cm，悬灸时间在 0.5 ～ 1 小时，皮肤出现红晕或皮温急剧增加，患者有刺痛感呈现，此为泻法得气。得气后为 1 壮，必须用手触摸被灸处皮肤，降低皮温后再重新反复施灸。

第五节　雷火灸的现代文献研究与应用

一、雷火灸作用及机制研究

雷火灸是一种热辐射反应，其实质是温热刺激的结果，即通过刺激皮肤感受器，影响组织细胞的生化代谢及神经系统功能。雷火灸激发经络腧穴的生物物理学特性有两个特点：①物理学能量循经传导的普遍性及腧穴定位的特异性。不同的物理能量在经络循行线上基本都能呈现优势传导，而在腧穴所在的位置则表现出不同于周围组织的特异性。②经络及腧穴的生物物理学特性与人体状态的相关性。研究表明，健康人体和患者的经络、腧穴对外界物理能量的敏感性存在较为明显的差异，总体趋势表现为从平衡转为不平衡，敏感性由高转低。某些病理态腧穴的自发红外光谱，与艾条燃烧时的红外发射光谱的辐射峰区域基本一致，提示红外共振可能是艾条的辐射能量高效传递给敏化态腧穴，是雷火灸发挥治疗作用的生物物理学基础。通过研究雷火灸的红外光谱特性及其与效应的关系，证实雷火灸的红外共振辐射也是其起效的关键因素之一。雷火灸中多种药物在燃烧时产生的药化因子随燃烧的热辐射热量渗透到深部组织细胞、体内循环，促进组织细胞的物质交换，具有温通经络、活血化瘀、祛风散寒的作用。该法的生物物理性质研究涉及生物传热性、电学特性、腧穴热敏化及红外共振辐射。雷火灸还具有以下作用：抗炎、增加免疫；镇咳、祛痰、平喘、镇痛；抗呕吐；扩张血管，改善微循环；促进伤口愈合等[1]。

　　赵氏雷火灸所研用的艾条与普通的艾条不同，成分以艾绒为主，并加入多味名贵中药组成，艾条粗大，燃烧时具有独特的热力与红外线辐射作用，最强温度可达到240℃左右；雷火灸药物在燃烧时，由于其药力峻猛、渗透力强，各种不同配制的药物分

1　冯群星，庙春颖，陈萍.雷火灸的临床应用机理研究进展［J］.浙江中医杂志，2017，52（7）：544-545.

子因其未被破坏，被迅速吸附在人体表层，通过一定时间的熏烤，在皮肤周围形成高浓药区，渗透到腧穴内，通过人体经络传导（循经感传的作用）；扩大了中医火热灸法治疗疾病的范围[1]。雷火灸药力猛，温通作用较强，可促使皮肤毛细血管扩张、充血，血液循环加快，改善局部血液循环，使局部因缺血引起的疼痛得到缓解。从电生理方面也发现，这种高温照射后可使组织感受器细胞膜上大分子受激，膜通透性改变，导致生物电变化，造成脑内内啡肽及 5–HT 含量改变，使痛阈升高[2]，故可缓解疼痛。

有研究[3]发现，雷火灸红外辐射为机体细胞活动和病态细胞提供活能量，并有利于生物大分子氢键偶极分子产生受激共振，纠正病理状态下能量代谢的混乱。雷火灸药效峻、火力猛、渗透力强、治疗面广，烟与火无毒，能直接杀伤多种细菌、病毒等，治疗范围、疗效较传统疗法更加显著[4]。

二、经络与穴位选择及作用

赵氏雷火灸有多味名贵中药，药物条粗大，燃烧时具有独特的热力与红外线辐射作用，通过经络腧穴的传导而达到温通经

1 陈秀华，李漾，甄宏鹏．针刺配合赵氏雷火灸治疗慢性盆腔炎临床研究［J］．河南中医学院学报，2006（3）：43–44.

2 杜巧琳，张春玲，黄绮华，等．赵氏雷火灸治疗慢性盆腔疼痛 29 例［J］．辽宁中医杂志，2007（11）：1623–1624.

3 洪文学，樊凤杰，宋佳霖．传统艾灸治疗肿瘤的免疫学机理研究与展望［J］．北京生物医学工程，2007（3）：327–329.

4 鞠庆波，王鹏琴．眼针配合雷火灸治疗急性周围性面瘫临床观察［J］．辽宁中医杂志，2017，44（5）：1067–1069.

络、行气活血、健脾祛湿、降逆止痛的作用。聂斌等[1]用雷火灸治疗虚寒型胃痛，施灸部位选用腹部任脉穴位及胃经、脾经。黄秀等[2]对脾胃虚寒型慢性浅表性胃炎患者采用恒温雷火灸治疗，取穴神阙、中脘、双侧足三里、双侧胃俞、脾俞、十指冲。该研究中选取的神阙、十指冲具有调节气血阴阳及免疫功能的作用，足三里、脾俞、胃俞等穴位具有消食导滞、调节脾胃、健脾益气的作用。戴亮等[3]治疗腹泻型肠易激综合征，选取天枢、关元、气海、足三里、大肠俞五个固定穴位。天枢为大肠经募穴，具有理气健脾、通便止泻的功效；关元善治泄泻、腹胀；气海是人体先天元气汇聚之处，善治气虚证；足三里为足阳明胃经合穴，具有调理肠胃的功效；大肠俞能散发大肠之热。陈英秋等[4]根据雷火灸药力峻猛、渗透力强的特点，选择穴位神阙、大椎、足三里等灸疗，具有活血化瘀，通络镇痛，促进血行旺盛，改善患处血循环，无毒副作用等优势，并能提高机体免疫功能，增强抗病能力，促进慢性溃疡患者创面的愈合。吴少霞等[5]对肝郁阴虚型失眠患者行雷火灸治疗，取足太阳膀胱经心俞配肾俞，可起到交通心肾，补益

1　聂斌，罗仁瀚，陈秀玲，等.雷火灸治疗虚寒型胃痛疗效观察［J］.上海针灸杂志，2010，29（1）：21–22.

2　黄秀，云玉慧，孙慧.恒温雷火灸治疗脾胃虚寒型慢性浅表性胃炎的应用研究［J］.护理实践与研究，2017，14（15）：138–139.

3　戴亮，叶方益.雷火灸治疗腹泻型肠易激综合征45例［J］.浙江中医杂志，2019，54（4）：290.

4　陈英秋，张丽.雷火灸治疗慢性溃疡31例［J］.上海针灸杂志，2001（6）：25.

5　吴少霞，刘真真，李思逸.雷火灸治疗肝郁阴虚型失眠的临床效果［J］.中国医药导报，2019，16（9）：149–153.

心肾之阴，同时也可降逆心肾虚火的功效；手少阴心经的原穴神门配内关可补益心气，安定心神；足少阴肾经涌泉配督脉百会，一升一降，肾水升，心火降，心肾相交，阴阳相融；足厥阴肝经原穴太冲配足少阳胆经阳陵泉，可起到理肝之抑郁，疏肝之气血，清肝之郁火。诸穴相配，可起到疏肝解郁、滋阴安神的作用。杜巧琳等[1]采用赵氏雷火灸治疗慢性盆腔疼痛，选取背部与腹部经络：任脉的曲骨至神阙穴及两侧少腹部；背部从第4腰椎至第1骶椎及八髎穴。雷火灸药物燃烧时，由于其药力峻猛、渗透力强，通过一定时间的熏烤，在皮肤周围形成高浓度药区，渗透到腧穴内，通过经络腧穴的传导调节作用，温通经络，行气活血，祛湿逐瘀，从而达到止痛的功效。唐森燕等[2]采用雷火灸治疗气虚血瘀型冠心病患者，根据腧穴理论：膻中穴募集心包经气血，具有阻挡邪气、宣发正气作用；神阙穴属任脉，具有回阳救逆、开窍苏厥作用；内关穴是手厥阴心包经常用腧穴，具有宁心安神、理气止痛作用。赵如琴等[3]应用雷火灸治疗阳虚证糖尿病肾病下肢水肿：选择任脉经、足太阳膀胱经，具体穴位为关元、三阴交、神阙、水分、脾俞、肾俞穴。关元穴乃足三阴经、任脉四脉交会穴，有培补元气、导赤通淋之功，乃保健要穴；三阴交穴乃任脉、冲脉交会穴，主治水肿、小便不利等；神阙穴又名脐中，是人体任脉经要穴，配关元有温补肾阳之功；水分穴主治水肿、小便不通

1　杜巧琳，张春玲，黄绮华，等.赵氏雷火灸治疗慢性盆腔疼痛29例［J］.辽宁中医杂志，2007（11）：1623-1624.

2　唐森燕，钟美容，唐志芳，等.雷火灸对气虚血瘀型冠心病患者的干预效果研究［J］.中西医结合护理（中英文），2019，5（12）：58-61.

3　赵如琴，郭月月，薄祥敏，等.雷火灸辅助治疗阳虚证糖尿病肾病下肢水肿的效果观察［J］.护理学杂志，2017，32（19）：13-15.

等，配三阴交有健脾益肾、行气利水之功；足太阳膀胱经联络肾脏，属于膀胱，与足少阴肾经相表里，二者相配灸疗有健脾益肾、利湿升清之功。金婕等[1]运用雷火灸治疗气虚血瘀证中风后偏瘫肢体肿胀患者，因其上肢肿胀多发生在腕关节以下，尤以手背最为明显，手背循行的经络有手少阳、手阳明、手太阳三经，故上肢肿胀取对侧足背的少阳、阳明、太阳经的足临泣、陷谷、金门穴；下肢肿胀多发生在踝关节以下，尤以足背最为明显，足背循行的经络主要有足厥阴、足阳明、足少阳三经，故下肢肿胀取对侧手掌及手背的厥阴、阳明、少阳经的劳宫、阳溪、中渚穴；如有疼痛，则循经找到痛点灸阿是穴。陈陆泉[2]治疗泪液缺乏性干眼症，其所选主要穴位中，睛明为足太阳膀胱经起始穴位，亦为手足太阳、足阳明交会穴，可祛风清热明目，调理眼部气血；攒竹可祛风明目；四白为足阳明胃经穴，阳明经多气多血，可调理眼部气血；太阳为经外奇穴，可醒脑明目；耳门和翳风为手少阳三焦经穴，可疏利眼周经络瘀阻引起的水湿停滞；耳垂处有目1、目2及眼穴，可濡养眼部；合谷为手阳明经原穴，为本经远部取穴，可配合局部穴以疏经活络明目。陈敏军等[3]采用赵氏雷火灸治疗过敏性鼻炎，选择背部腧穴：定喘、风门、大椎。通过对督脉颈段及周围区域的熏灸，增加"阳脉之海"的阳气，并促进阳气上行，

1　金婕，钟美容，杨甜甜，等 . 基于黄帝内针理论的雷火灸改善气虚血瘀证中风后偏瘫患者肢体肿胀效果观察［J］. 护理学报，2020，27（16）：56-60.

2　陈陆泉 . 雷火灸治疗泪液缺乏性干眼症疗效观察［J］. 中国针灸，2008（8）：585-588.

3　陈敏军，郭强中，汪蓉，等 . 赵氏雷火灸在耳鼻咽喉疾病中的应用［J］. 中国中医药信息杂志，2011，18（8）：90.

直通鼻窍。赵钧等[1]用赵氏雷火灸治疗周围性面瘫，雷火灸灸疗整个面部及双耳后，能祛除面部风寒之邪，温通经络；灸穴位，可促进面部经络疏通，病情愈合收效快。特别是对于日久不愈者，因久病必虚，虚久必瘀，温补神阙和关元可培元固本，升阳举陷，活血化瘀。

唐旭丽等[2]治疗脑卒中后睡眠障碍患者，采用恒温灸具对下肢涌泉穴、太溪穴及头部百会穴进行施灸。百会穴位于头顶，为百脉之会，贯达全身，又深系脑髓，可受天地之气，隶属督脉，是各经脉之气会聚之所，通督全身之气血，是调节大脑功能的要穴；涌泉穴是足少阴肾经所出之井穴，它有滋肾水而制心火之功效（泻南补北）；太溪穴为人体足少阴肾经上的主要穴道，为肾经经水的传输之所，善益肾中之元阴，乃"脏病取原"之意。三穴相配，可使肾水足而心火制，火入阴中而自寐，通过滋阴降火、宁志镇静、养心安神、交通心肾之功效促进入眠。陈柘芸等[3]采用恒温雷火灸治疗脾胃虚弱型泄泻患者，辨证选取中脘、神阙、天枢、上巨虚与脾俞、胃俞、大肠俞穴位施灸。神阙穴属任脉经穴，与冲、督、肾、脾等经密切联系而统属全身经络，有"脐通百脉"之说。艾灸神阙穴有大壮元阳、健脾补肾、调理冲任等功效，可以增强脾运化和肾蒸腾之功，不仅促进脾升清和胃降浊，调节胃

1 赵钧，郭巧素，李宁，等.透刺配合赵氏雷火灸治疗周围性面瘫临床观察［J］.上海针灸杂志，2011，30（10）：679-681.

2 唐旭丽，雷怡禄，梁健芬，等.恒温雷火灸联合开天门复合手法干预脑卒中后睡眠障碍的临床研究［J］.中西医结合护理（中英文），2019，5（7）：54-58.

3 陈柘芸，潘东洪，梁尧，等.恒温雷火灸联合辨证施食治疗脾胃虚弱型泄泻的效果观察［J］.全科护理，2016，14（34）：3593-3594.

肠蠕动，更能大补元阳，使二阴开合有常，大肠传导正常；中脘为胃的募穴，也是八会穴的腑会，有升清降浊之能，配合大肠的下合穴上巨虚、大肠的募穴天枢可以升清降浊，调节肠道功能；脾俞、胃俞、大肠俞分别是脾、胃、大肠的背俞穴，温灸之能调理脾、胃、大肠的功能。诸穴合用，功效倍增，有良好的健脾理中、升清止泻功效。

吕艳等[1]治疗虚寒夹杂型胃脘痛，取腹部与背部穴位交替：以上脘、中脘、下脘、神阙、关元、中极与脾俞、胃俞、心俞、肾俞、大肠俞、命门、腰阳关等相应脏器背俞及腹穴作为主穴；四肢穴位：以曲池、合谷、足三里、三阴交、阳陵泉、阴陵泉、涌泉等作为配穴，共6～8个穴位。脾胃虚寒型胃脘痛穴位选择：腹部及背部穴位取上脘、中脘、下脘、神阙、关元、中极与脾俞、胃俞、心俞、大肠俞、肾俞、命门、腰阳关交替；下肢足三里与涌泉交替。此外，脾胃虚寒夹瘀型胃脘痛，四肢穴位取曲池与足三里交替；脾胃虚寒夹湿型胃脘痛，四肢穴位取三阴交与阴陵泉交替；脾胃虚寒夹湿热型胃脘痛，四肢穴位取合谷与阳陵泉交替。

文献研究与应用显示：雷火灸治疗疾病较为广泛，涉及各系统慢性病治疗，目前多从中医辨病的角度进行应用，对经络与穴位的选择多为督脉与任脉及相关募穴，采用中医辨证取穴方法应用研究较少。

1　吕艳，黄贵华，韦衡秋，等．恒温雷火灸标准操作流程在胃脘痛护理中的规范化研究［J］．护理研究，2015，（11）：1297-1299.

三、施灸方法

1. 悬灸

聂斌等 [1] 采用雷火灸治疗虚寒型胃痛，采用赵氏雷火灸条，点燃雷火灸条，在穴位距离皮肤 2 ～ 3cm 处施温和灸，每穴 5 ～ 10分钟，灸至皮肤发红且患者可忍受为度，每次 30 分钟，每日 1次，10 天为 1 个疗程。曹红九等 [2] 采取雷火灸治疗肾阳虚证，操作方法：将雷火灸点燃，对准穴位，悬于穴位上 2 ～ 3cm 处施温和灸，每穴灸 15 分钟，灸至皮肤发红且患者可忍受为度，每日 1次，连续治疗 20 天。戴亮等 [3] 用雷火灸治疗腹泻型肠易激综合征患者，在相应穴位上采用悬灸方法，要求灸疗部位皮肤发红，深部组织发热，每个穴位每次 20 分钟，每日 1 次，共治疗 2 周。

2. 回旋灸与雀啄灸

金婕等 [4] 采用雷火灸治疗气虚血瘀证中风后偏瘫患者的操作方法：点燃雷火灸条，采用逆时针小回旋法、逆时针螺旋形法，按先上后下、先阳后阴的顺序施灸，每穴 10 分钟，每天 1 次，7 天1 个疗程，共治疗 2 个疗程。

1　聂斌，罗仁瀚，陈秀玲，等．雷火灸治疗虚寒型胃痛疗效观察［J］．上海针灸杂志，2010，29（1）：21-22.

2　曹红九，张素华，姜学斌．雷火灸治疗肾阳虚证的临床研究［J］．湖北中医药大学学报，2018，20（3）：82-84.

3　戴亮，叶方益．雷火灸治疗腹泻型肠易激综合征 45 例［J］．浙江中医杂志，2019，54（4）：290.

4　金婕，钟美容，杨甜甜，等．基于黄帝内针理论的雷火灸改善气虚血瘀证中风后偏瘫患者肢体肿胀效果观察［J］．护理学报，2020，27（16）：56-60.

梁一男等[1]对腹泻型肠易激综合征（脾肾阳虚证）患者采取雷火灸治疗，取关元、天枢、神门、肾俞等穴，选择仰卧及俯卧交替体位，点燃灸条（雷火灸），关元、天枢、神门仰卧灸，肾俞俯卧灸，采取小回旋法，于距离皮肤2cm处，逆时针回旋，每穴8壮（1壮旋转10次），手压一下再行下1壮，每穴10分钟，共计40分钟。鞠庆波等[2]治疗急性周围性面瘫，取穴地仓、颊车、合谷、阳白、四白。患者取坐位或仰卧位，以赵氏雷火灸距穴位1～2cm，用顺时针固定小旋转法施雀啄灸，悬针1分钟左右，随时去掉烟灰，露出红火，使达效力。皮肤出现红晕或皮温急剧增加，患者有刺痛感为1壮。每壮之间以手按压，至皮温降低后继续雀啄灸，每穴雀啄7壮。陈陆泉等[3]雷火灸治疗泪液缺乏性干眼症，结合眼周穴位及泪腺按摩，艾灸眼周面积扩大至泪腺和眼周8条经脉，包括手阳明大肠经、足阳明胃经、手少阴心经、手太阳小肠经、足太阳膀胱经、手少阳三焦经、足少阳胆经及足厥阴肝经。主要取眼周穴位，包括：攒竹、鱼腰、瞳子髎、太阳、四白、睛明、耳门、翳风、合谷。操作：患者取坐位，头直立。先回旋灸额头，艾条距前额2～3cm，左右往复2～3分钟，直至额头皮肤微红为度；患者闭目，分别对双眼进行顺时针方向旋转灸，艾条距穴位1～2cm，每只眼灸2～3分钟；然后艾条由远及近，分别对双眼的眼周诸穴进行雀啄灸，艾条近至患者感觉微

1 梁一男，都业馨，王丽，等.雷火灸治疗腹泻型肠易激综合征（脾肾阳虚证）疗效观察［J］.临床医药文献电子杂志，2018，5（97）：36-37.

2 鞠庆波，王鹏琴.眼针配合雷火灸治疗急性周围性面瘫临床观察［J］.辽宁中医杂志，2017，44（5）：1067-1069.

3 陈陆泉.雷火灸治疗泪液缺乏性干眼症疗效观察［J］.中国针灸，2008（8）：585-588.

烫时停留 1 ~ 2 秒后再移开，医生同时按摩穴位，每只眼灸 4 ~ 5 分钟；患者再睁开眼，艾条围绕双眼做回旋灸，眼球随艾条转动，顺时针及逆时针方向各 5 ~ 8 次，共灸 1 ~ 2 分钟；最后回旋灸双耳耳郭，并对耳门、翳风、耳垂及双手合谷穴进行雀啄灸，艾条近至患者感觉微烫时停留 1 ~ 2 秒后再移开，以皮肤发热微红为度，共 3 ~ 4 分钟。整个灸疗过程约 20 分钟，每日 1 次，10 天为 1 个疗程。吴少霞等[1]采用雷火灸治疗肝郁阴虚型失眠患者，取穴心俞、肾俞、太冲、百会、涌泉、神门、内关、阳陵泉，灸法以回旋灸为主，雀啄灸加强，辅以平补平泻，刺激强度以患者耐受为度，每次治疗 30 分钟，每日 2 次，持续治疗 1 个月。

3. 盒灸与多种灸法

赵钧等[2]采用赵氏雷火灸治疗周围性面瘫患者，取仰卧位，使用雷火灸专用艾条（专利号 ZL 94236918.1）及两个单斗式灸具盒。点燃艾条后，在孔内插入艾条半支，做好外固定，第 1 和第 2 疗程将其置于翳风和下关之上，盖上大毛巾；第 3 疗程将其置于任脉的神阙及关元之上，盖上大毛巾，温灸 20 分钟，每 10 分钟吹一次药灰。采用赵氏雷火灸条，点燃雷火灸条，在上述穴位距离皮肤 2 ~ 3cm 处施温和灸，先灸患侧眼部及双侧面部，用横向灸法，每晃动灸条 10 次，用手压一下皮肤，将所灸部位熏红熏热为度；再灸红双侧耳后部，用雀啄法，距离穴位 1.5cm，灸患侧（鱼腰、四白、迎香、颊车、下关），每雀啄灸 9 次为 1 壮，每

1 吴少霞，刘真真，李思逸. 雷火灸治疗肝郁阴虚型失眠的临床效果［J］. 中国医药导报，2019，16（9）：149–153.

2 赵钧，郭巧素，李宁，等. 透刺配合赵氏雷火灸治疗周围性面瘫临床观察［J］. 上海针灸杂志，2011，30（10）：679–681.

壮之后用手压一压，每穴各雀啄灸 7 壮。每日 1 次，10 次为 1 个疗程，治疗 3 个疗程。

4. 传统灸盒灸

倪燕等[1]雷火灸操作方法：将赵氏雷火灸折断后点燃一端，用大头针固定在赵氏雷火灸专供的灸盒中，盒子上加盖，再将灸盒置于上脘、中脘、下脘、梁门诸穴上，在灸盒上覆予 3 ～ 5 层棉布巾，第一层棉布下垂部位塞进灸盒底和皮肤之间，其余各层依次覆盖并裹在其外，不塞入灸盒底下，棉布巾使用的层数和包裹的松紧程度，以燃烧的烟雾看不见向外泄露（只是微雾向外泄露，基本上看不见）为度，每次灸 25 ～ 30 分钟。在此过程中可调整棉布巾的层数和包裹的松紧程度，以调节温度，使深部组织有热感（同时注意避免烫伤）。2 周为 1 个疗程，持续治疗 3 个疗程。吴红霞等[2]将点燃的雷火灸药条置于灸盒中并盖上盖子（注意通气孔应全部处于打开状态），用大毛巾包裹后置于患者上腹部，使灸盒固定在距离患者腹部皮肤 3 ～ 5cm 处，以患者感觉温热而不灼痛为宜。根据子午注流论于辰时（7：00 ～ 9：00）胃经最旺时进行施灸，每次 30 分钟，连续 14 天为 1 个疗程，共 2 个疗程。

5. 恒温灸盒灸

黄秀[3]对脾胃虚寒型慢性浅表性胃炎患者，采用恒温雷火灸治疗，由该院器械科购买恒温灸盒，腹部和背部采用 4 孔雷火灸

1　倪燕，杨郁娟 . 雷火灸疗法在脾胃虚寒型胃脘痛患者的疗效观察 [J] . 世界最新医学信息文摘，2019，19（93）：135-148.

2　吴红霞，孙梅 . 雷火灸辅助治疗胃脘痛的效果观察 [J] . 中西医结合护理（中英文），2020，6（2）：54-56.

3　黄秀，云玉慧，孙慧 . 恒温雷火灸治疗脾胃虚寒型慢性浅表性胃炎的应用研究 [J] . 护理实践与研究，2017，14（15）：138-139.

盒，下肢采用单孔雷火灸盒。首先将点燃的雷火药条放在恒温灸盒上并盖上盖子，取穴神阙、中脘、双侧足三里、双侧胃俞、脾俞、十指冲。灸盒底部采用棉质大浴巾围一圈，灸盒顶部再用一条棉质大浴巾密封。将灸盒固定好。火头距施灸部分的距离为3～5cm，治疗过程中遵循辨证补泻原则。以患者感到疲乏、温热舒适而不灼痛为度。无需刮灰。每次灸30分钟，每日1次，14天为1个疗程，共治疗4个疗程。陈柘芸[1]等对脾胃虚弱型泄泻患者运用雷火灸治疗，操作方法：①将点燃雷火灸药条放入恒温灸具并盖上盖子。②将灸盒放在腹部或背部及下肢相应的穴位（中脘、神阙、天枢、上巨虚与脾俞、胃俞、大肠俞）上交替施灸。③用一条大浴巾围住灸盒的底部后，再用另一条大浴巾盖住灸盒顶部并固定灸盒，药条距施灸部位4～6cm进行温和灸法，以患者感到皮肤温热舒适而不灼痛为度。每日1次，每次灸30分钟，7天为1个疗程。王兴丽等[2]用雷火灸治疗肝郁气滞型痞满患者，恒温灸具操作方法：①在恒温灸具放入已经点燃的雷火灸药，盖上盖子。②取穴上脘、中脘、下脘、神阙、关元、肝俞、足三里、合谷，将灸盒放在相应穴位隔天交替施灸。③在灸盒的底部围1条大浴巾，在灸盒顶部盖1条大浴巾并密封固定灸盒，将药条与施灸部位隔3～5cm实施温和灸法，使患者感到皮肤温热舒适为宜。④疗程为2周，每天1次，每次灸30分钟。

1　陈柘芸，潘东洪，梁尧，等．恒温雷火灸联合辨证施食治疗脾胃虚弱型泄泻的效果观察［J］．全科护理，2016，14（34）：3593-3594.

2　王兴丽，吕艳，石丹梅，等．恒温雷火灸配合情志护理治疗肝郁气滞型痞满病人50例疗效观察［J］．全科护理，2019，17（9）：1067-1068.

四、恒温雷火灸与传统雷火灸耗材与节省人力比较

潘红霞等[1]观察恒温雷火灸治疗阳虚质胃食管反流病节省雷火灸药、护理人力及患者满意度与依从性等护理效果。方法：选择阳虚质胃食管反流病患者180例为研究对象，采用随机数字表法分为观察组和对照组各90例，采用2孔恒温雷火灸盒3个与传统2孔雷火灸盒比较。观察组予以恒温雷火灸治疗，对照组给予传统雷火灸治疗。单日选取中脘、神阙、天枢、双足三里与双日选取脾俞、胃俞、三焦俞、大肠俞、双涌泉穴位进行交替施灸。结果观察组单根雷火灸条燃烧时间（150.0±6.0分钟/条）长于对照组（100.0±5.0分钟/条）（$P < 0.05$）；治疗14天，观察组雷火灸条消耗（154.0±6.8条）少于对照组（238.0±8.6条）（$P < 0.05$）。观察组治疗1例患者耗时（16.0±0.3分钟）短于对照组（$P < 0.05$）；观察组60分钟完成治疗量（4.0±0.25例）多于与对照组（2.0±0.2例）（$P < 0.05$）。观察组患者总满意度（83例，94.3%）和总依从性（86例，97.7%）均高于对照组（$P < 0.05$）。结论：恒温雷火灸治疗阳虚质胃食管反流病能明显提高患者满意度与依从性，节省雷火灸药及护理人力；该方法操作简单、安全高效，值得临床推广应用。

雷火灸起源于古代雷火神针，后在20世纪90年代末经赵时碧改传统实按灸为悬灸，打破实按灸法用于急重症及顽固性疾病的限制，并衍生出不同操作方法，从最初的眼、鼻部疾病开始，现已广泛用于脾胃、心、脑等疾病的治疗。从操作方法分析，眼、

1　潘红霞，吕艳，曹云云，等.恒温雷火灸治疗阳虚质胃食管反流病患者的护理效果观察［J］.医药界，2020（20）：0084-0085.

鼻部疾病的手法较为复杂，传统盒灸是操作方法的改进，但存在温度不恒定、操作繁琐需要用大头针固定及调节施灸高度、雷火灸药耗材大等问题。恒温雷火灸针对传统盒灸技术的不足进行改进，采用不锈钢钢筒与灸网固定灸药，能保持灸药燃烧点与施灸部位的距离保持恒定，达到恒温的效果；同时不锈钢钢筒起到低温燃烧的作用，可减少雷火灸耗材，且操作简便。

五、雷火灸补泻方法与效果

杜巧琳等[1]采用赵氏雷火灸治疗慢性盆腔疼痛的补泻方法及效果：①补法：距离皮肤 3cm，施行温火灸，横行、纵向旋转从上到下，从左到右，每 10 次按揉皮肤 1 次，依次补法 60 次，共 10 分钟，使患者局部有温热感而无灼痛为宜，至皮肤发红，深部组织发热为度。②泻法：距离皮肤 1cm，用雀啄灸、旋转灸手法，每 7 次用手按揉 1 次，依次泻法 28 次。③平补平泻法：距离皮肤约 2cm，均匀地上下左右移动或旋转，每 10 次按揉皮肤 1 次，依次平补平泻 60 次，共 10 分钟，至皮肤较快发红、深部发热。赵如琴等[2]采用雷火灸治疗阳虚症糖尿病肾病下肢水肿患者的补泻方法及效果：①经络选穴：选择任脉、足太阳膀胱经，具体穴位为关元、阴交、神阙、水分、脾俞、肾俞穴。②补泻手法：遵循"以火补者，勿吹其火，须自灭也"的原则，施与补法，不吹其火，使火力温和。③施灸顺序：遵循"先灸上部，后灸下部，先

1 杜巧琳，张春玲，黄绮华，等 . 赵氏雷火灸治疗慢性盆腔疼痛 29 例［J］. 辽宁中医杂志，2007（11）：1623-1624.

2 赵如琴，郭月月，薄祥敏，等 . 雷火灸辅助治疗阳虚证糖尿病肾病下肢水肿的效果观察［J］. 护理学杂志，2017，32（19）：13-15.

灸阳部，后灸阴部"原则，左脾俞→左肾俞→右脾俞→右肾俞→
水分→神阙→三阴交→关元。④操作方法：点燃雷火灸艾条一端，
手持艾条与施灸部位皮肤保持 3cm 的距离进行回旋灸，至患者感
觉局部温热、皮肤潮红，再温和灸至局部透热、酸麻胀、痒感等
灸感消失时，距离皮肤 1cm，点穴 2 次，每次每穴 3 分钟。耿雨
晴等 [1] 采用雷火灸治疗气虚型乳腺癌化疗患者的补法操作及效果：
点燃雷火灸艾条，双手同时对两侧腧穴由上至下补法灸疗，与皮
肤保持 3 ～ 5cm 的距离，对艾条缓慢吹灰，使其自然燃烧，待
皮肤适应艾条的温度后，再缩短两者的距离，使热量往皮肤深层
渗透，直至皮肤有轻微灼痛感，双侧脾俞穴至气海俞节段有明显
的红晕出现，艾灸结束。患者仰卧，点燃 1 根雷火灸艾条，对中
脘穴至关元俞节段取补法灸疗，其余操作同前。每日 1 次，每次
20 ～ 30 分钟。两组患者从化疗第一天开始，连续治疗两周。

　　吕艳等 [2] 研究恒温雷火灸标准操作流程在胃脘痛护理中的规范
化应用，根据不同的证型采用补泻原则，从灸温、施灸时间与距
离、面色及施灸部位红晕、汗出等来区分。补法：灸温较低，施
灸时间 20 分钟，施灸距离 5 ～ 6cm，面色及施灸部位稍红晕、微
汗。泻法：灸温较高（患者能接受的最高温度，但以舒适、不烫
伤为度），施灸时间 40 分钟，施灸距离 4 ～ 5cm，面色及施灸部
位红晕，局部或全身汗出。

　　雷火灸文献研究与应用显示：雷火灸补泻方法的研究多从施

1　耿雨晴，尤建良，龚时夏，等．雷火灸治疗乳腺癌化疗患者气虚型癌因性
　　疲乏的效果和安全性观察［J］．中医临床研究，2020，12（22）：33-35.
2　吕艳，黄贵华，韦衡秋，等．恒温雷火灸标准操作流程在胃脘痛护理中的
　　规范化研究［J］．护理研究，2015，（11）：1297-1299.

灸距离、时间、操作手法等方面进行，补法操作施灸距离高、时间较短及以温和灸法操作为主，泻法操作施灸距离低、时间较长及以雀啄灸法操作为主；但从灸温、施灸时间与距离、面色及施灸部位红晕、汗出等多角度来区分与判断补泻方法的研究较少。

第六节　灸具发明与创新

1. 一种雷火灸盒

此种雷火灸盒[1]（专利号：CN 201822200392.2）包括由四块侧板围成的盒体、与盒体活动连接的盒盖和容纳灸条的送药器，盒盖上设有通孔，送药器插入通孔内，盒体底部固定有滤网，送药器为上下开口的中空结构及其内径大于灸条的直径，送药器顶部的侧壁设有 L 型卡槽与送药器螺纹连接。送药器内设有压缩弹簧，压缩弹簧一端与顶盖抵接，另一端与灸条顶部抵接。送药器底部的边缘设有两个或两个以上的托片，托片的底部向送药器的中部弯曲，灸条与送药器间隙配合，灸条的底部与托片抵接。创新点：在施灸过程中无需在送药器内对灸条进行位置调整，使用方便；在施灸过程中可调节施灸的温度；使用和携带方便。

2. 一种棒式悬灸筒

此种棒式悬灸筒[2]（专利号：CN 200920216543.1）包括筒盖、筒体和筒座，筒盖的顶端密闭，下端敞口，筒座扣合在筒体的底端口，筒体的上端口与筒盖的下端口扣合连接成一体。其具有如下优点：采用艾炷的专用装置，能方便存放艾炷；在进行艾灸时能操作自如，实现治疗方式多样化；能使艾炷自然熄灭，随意控

1　赵时碧. 一种雷火灸盒［P］. 重庆市：CN 209596198U，2019-11-08.

2　赵时碧. 棒式悬灸筒［P］. 重庆：CN 201492660U，2010-06-02.

制温度，并使艾炷伸缩自如；且结构简单、经济实用，便于灸疗的广泛推广使用。

3. 一种雷火灸盒

该雷火灸盒[1]（专利号：CN201721418049.4）包括上下开口的盒体和通过相对设置的两块限位板卡装在所述盒体上的盒盖，盒体内的下部装有挡灰网，盒体的侧壁设有绑带和多个通风孔，盒盖上穿装有至少一个放置灸条的灸桶，灸桶的下端设有耐高温的网兜，灸桶的上端卡装有盖板，在盒盖的上方可拆卸地连接有罩于灸桶外部的密封罩。与现有技术相比，其创新点是设计灸桶上的盖板不会被碰掉，灸疗完成后，将密封罩取下放置于盒盖的下方，灸桶伸出盒盖下面的部分位于密封罩内，使灸桶内的灸条处于密闭的空间，快速熄灭，不影响再次使用。

4. 一种电子雷火灸盒

该电子雷火灸盒[2]（专利号：CN 201620134406.3）包括盒体、燃烧室、升降杆及隔热盒，盒体内部有一空腔，隔热盒固定设置于空腔的底部，燃烧室内置于空腔内且能够通过设置于其顶部的升降杆在空腔内上下移动，燃烧室的内部设置有一电加热板，电加热板通过导线连接有电源输入插孔，燃烧室及隔热盒内均设置有艾绒及中药。其创新点是可以通过升降杆调节燃烧室距人体的距离，一方面可以调节温度，防止烫伤；另一方面可以降低整个盒体的高度，提高其便携性。另外设置有隔热盒，隔热盒内放置有艾绒及中药，一方面可以阻挡高温，另一方面又能起到隔姜灸、

1　钟雁翔，潘洁，韦庆成．雷火灸盒［P］．广西壮族自治区：CN 208492680U，2019-02-15.

2　李砚波．一种电子雷火灸盒［P］．山东：CN 205434351U，2016-08-10.

隔药灸的功效，隔热盒采用远红外陶瓷所制，能够释放一定的远红外线，增加艾灸的效果。

5. 雷火灸灸具

此种雷火灸灸具[1]（专利号：CN 201921898437.6）包括手持杆、调节件和用于装载艾条的灸盒，灸盒和调节件一一对应设置，灸盒的数量为两个，对称分布于手持杆的首端两侧，并分别通过相应的调节件与手持杆连接；灸盒为顶部开口底部封闭的圆筒结构，调节件连接在灸盒的外侧壁，为柔性可弯折定型杆体，通过弯折、扭转和拉直调节件，从而调节灸盒与手持杆之间的距离和角度，进而调节各灸盒的朝向和位置，适应不同的艾灸需求。上述雷火灸灸具，结构简单，调节方便，可靠性高。

第七节　恒温雷火灸具发明及操作方法创新

一、恒温雷火灸灸具发明

由于赵氏雷火灸进行施灸时灸盒存在不恒温、容易烫伤、安全性差、灸药与灸盒缺乏规格化、燃烧排烟大、需要大头针固定灸药及反复刮灰、温度不合适需重新调整灸药及施灸距离、操作繁琐等关键的核心技术问题。恒温灸具在赵氏雷火灸灸具的基础上，通过采用不锈钢灸筒、灸网和更精密纱网的设计来解决传统雷火灸灸盒存在的问题（图 2-1）。

二、恒温雷火灸操作方法创新

恒温雷火灸除了灸具改良外，还创新了恒温雷火灸法——将

1　资雅玲.雷火灸灸具［P］.湖南省：CN 211356756U，2020-08-28.

雷火灸药对折点燃后放在灸筒里（图2-2），盖上盖子妥善固定后用大浴巾及被子保暖（图2-3、图2-4），实现了雷火灸灸条在一个全封闭状态的灸盒里燃烧并可加被保暖，是一种具有恒温安全、操作简单、无需刮灰、解放劳动力、增加人体舒适感、节能减排、增强治疗效果等优点的新型恒温灸具。

| 第三章 |

姜疗的起源与恒温姜疗创新

第一节 姜疗的起源与历史沿革

姜疗目前没有统一的命名，是隔姜片、姜泥或姜蓉进行艾灸的一种治疗方法，即隔姜灸，是间接灸的一种，属隔物灸的范畴[1]。姜疗利用生姜的温性与艾火热力相结合，可温经通络、散寒止痛、散瘀消结、扶阳固脱、防病保健，是中医常用的外治技术。

1. 魏晋时期

东晋葛洪所著《肘后备急方》载灸方 102 首，是记载隔物灸法较早的著作，如隔蒜灸、隔面椒灸、蜡灸及艾管熏灸等，为灸法的发展应用开辟了新的途径。

2. 唐宋时期

唐代著名医家孙思邈在其所著的《备急千金要方》和《千金翼方》中大量论述了灸法内容，首先在隔物灸上扩大了用药的范畴，增加了灸法的防病内容、治病病种。自晋代出现隔物灸的灸疗方法后，历代在隔物的选择上也有所增。《备急千金要方》卷二十二至卷二十四详细记载了隔豆豉、薤、黄土、面饼、附子、蒜、商陆、葶苈饼灸等 8 种隔物灸法。在宋代，开创了不少新型

---

[1] 刘荣，马隽晖，陈敏华，等 . 隔物灸溯源［J］. 中华中医药杂志，2018，33（7）：3147–3149.

隔物灸法，如在《太平圣惠方》中记载有隔葱灸、隔莨菪根灸、隔柏皮灸等。宋代王执中在《针灸资生经·第三》中载有"起死人，又盐纳脐中，灸二七壮"，提出使用隔物灸治疗内科疾病并应用于急救的方法。此时期隔物灸被进一步广泛应用，孙炬卿、曾世荣等医家均在其医著中记载了不同隔物灸治疗疾病的手段。隔物灸理论在唐宋时期获得极大的丰富与补充，并且开始向专业化、体系化发展。

3. 明清时期

明代以前的隔物灸有隔蒜、姜、附子、豆豉饼、盐、黄土、面、蛴螬、葶苈饼、皂角、桃叶、头垢灸等。明清以后的隔物灸有了更为显著的发展，又推出了大量的隔衬药物，使艾灸治疗疾病的范围更加扩大，如隔葱、巴豆饼、甘遂灸等。在清代李学川辑撰的《针灸逢源》中记载和总结了大量隔物灸疗法。另有医家吴谦、李守先、龚居中、顾世澄、程鹏等均对隔物灸的发展作出了重要贡献，对后世影响颇深。

清代中后期由于统治者的偏见，针灸疗法的发展受到限制，导致整个针灸学的衰落。但由于灸法简便易行、安全效佳、经济实用，深受黎民百姓的欢迎，故在民间仍广泛流行。

4. 现代

自 20 世纪 50 年代起，灸法又开始引起医学界的注意[1]。近年来，姜疗在工具改良及操作方法上也有了更多的发展与创新。

1　孙妮娜，田岳凤.隔物灸的起源及其临床应用［J］.山西中医药大学学报，2020（3）：169–171+175.

第二节 姜疗的发展与恒温姜疗创新

1. 隔姜灸

隔姜灸是隔物灸的一种，明·杨继洲《针灸大成》即有记载："灸法用生姜切片如钱厚，搭于舌上穴中，然后灸之。"之后在明·张景岳《类经图翼》中提到治疗痔疾"单用生姜切薄片，放痔痛处，用艾炷于姜上灸三壮，黄水即出，自消散矣"。清代吴尚先《理瀹骈文》和李学川《针灸逢源》等书籍中也均有载述[1]。

2. 长蛇灸

长蛇灸是大面积的隔姜灸，是由浙江罗诗荣、山东崇桂琴在隔姜灸的基础上创立[2,3]。长蛇灸又名"督灸""铺灸""督脉铺灸"，因其形状如蛇而命名，最初用于治疗强直性脊柱炎而兴起，主要以《素问·骨空论》所载"督脉生病治督脉，治在骨上"及《素问·调经论》所载"病在骨，焠针药熨"为理论基础，形成了独具特色的民间灸疗方法。长蛇灸目前已形成四大流派，各自代表医家分别为浙江罗诗荣、山东崇桂琴、安徽蔡圣朝、甘肃何天有。清代吴亦鼎《神灸经纶》记载："夫灸取于人，火性热而至速，体柔而刚用，能消阴翳，走而不守，善入脏腑。取艾之辛香做炷，能通十二经，走三阴，理气血，治百病，效如反掌。"可见，长蛇灸疗法从古至今均受到各大医家重视，其施灸多以督脉、膀胱经

1 时宗泽.隔姜灸的临床应用与研究进展［J］.现代中西医结合杂志，2018（28）：3181-3185.

2 杨金生，范竹雯，魏素丽，等.铺灸疗法的研究进展［J］.光明中医，2018（8）：1215-1218.

3 米霞，杨改琴，左甲.长蛇灸临床研究进展［J］.中医学报，2020（4）：786-791.

为主，铺灸面广、火力足、温通力强，非一般灸法所及。这一灸法近年来广泛应用于呼吸系统、消化系统、泌尿系统、神经系统、骨关节、妇科等疾病，并取得很好的疗效。

3. 恒温姜疗的创新

在传统操作方法的基础上，恒温姜疗法采用专利技术恒温灸具，选择督脉、膀胱经及任脉、胃经、脾经区域施灸，可实现体表－穴位－经络－脏腑一体化施灸，达到更好地平衡阴阳、调和气血及调节脾胃功能的作用。

第三节　姜疗的现代文献研究与应用

一、姜疗的作用及机制研究

生姜味辛、性微温，归肺、脾、胃经，鲜姜"走而不守"，气重于味，辛散之力强，善散寒解表、温中降逆。配合艾灸可温通经络、祛风散寒、扶正祛邪，尤宜于寒证[1]。

现代药理学研究表明，生姜可促进胃液分泌，加快血液循环，刺激胃肠蠕动，有助于健胃消食。姜疗融合生姜中姜辣素、姜醇、姜烯等渗透、艾灸、经络穴位的作用于一体，共奏温补督脉之阳气、强壮真元、温运脾阳之功，兼以散寒祛湿、和胃止痛治其标，标本兼顾，扶正而不恋邪，祛除邪气又不伤正气[2]。大量研究发现，隔姜灸能提高机体 IL-2 的活性和含量。IL-2 是由活化 T 淋巴细

1　邵海波，黄威莉，张雅丽.隔姜灸治疗胃脘痛临床应用进展［J］.护理研究，2017，31（16）：1934-1935.

2　陈柘芸，潘东洪，石丹梅，等.温经姜疗在脾胃虚寒证胃脘痛护理中的应用［J］.护理研究，2018，32（17）：2730-2732.

胞分泌的一种细胞因子，具有多种免疫调节作用，可促进 T 淋巴细胞增殖和活化，增强对肿瘤细胞的杀伤作用；降低肿瘤细胞对 NK 细胞的抗性；促进 NK 细胞增殖、活化并促进 γ 干扰素、TNF 发挥免疫效应；提升巨噬细胞活性，诱导产生和激活杀伤细胞、肿瘤浸润性淋巴细胞；促进 B 淋巴细胞的增殖及免疫作用[1]。

二、经络与穴位的选择及作用

姜疗采用的经络与穴位：早期的古医籍记载就对经脉和腧穴辨证治疗的作用做了详细阐述，其中关于人体躯干部分的经脉运行和腧穴分布讨论最多。背部是膀胱经和督脉循行之处，膀胱经主表，为"六经藩篱"，刺激膀胱经上俞穴可调理五脏六腑之功能；而督脉又与手足三阳经及阳维脉交会，为统摄一身阳气的"阳脉之海"，具有调理全身阳气、扶正祛邪、宣阳解表的功效。若在背部督脉及两侧膀胱经处施灸，便可同时调理两经，起到温通督脉、助阳气、通气血、调脏腑、健脾胃的作用。敦煌《灸经图》早就揭示了躯干背部二寸三分处腧穴取穴法，通过和古籍经脉经络理论相互补充、相互印证，从脏腑腧穴及膀胱经内外腧穴出现的经穴现象，演变出了现代横向经脉概念[2]。横向经脉学说的提出与应用，使针灸学的经络学说概念更加完整，并与传统上下循行的经脉共同组成统一的更为庞大的一个纵横交错的经络系统。对 2.3 寸腧穴通过横向手法进行刺激或者向 0.5 寸夹脊穴、督脉

---

1 吴雨，王玉娟，李明，等.灸法治疗肿瘤的免疫机制研究进展［J］.针刺研究，2020，45（1）：83–87.

2 汤志刚，杨继若，白晶梅，等.敦煌《灸经图》背部腧穴取二寸三分与横向经脉［J］.西部中医药，2014，27（12）：25–27.

1.5 寸腧穴行透刺术，可对很多临床脏腑疾患收到良好的治疗效果；若在 2.3 寸穴位处使用艾条施灸，经络左右两侧或者远端点位均可得到相应治疗，可使腧穴发挥出更大的治疗作用。这些横向循行经脉对常见病及相关脏腑疾病都有较好的诊断和治疗作用，说明横向经脉不仅扩大了背俞穴的主治范围，而且具有很高的理论指导及临床实用价值。这使得针灸治疗在治疗思路或是治疗技术方面均有很大提升，在实际临床运用的过程中参考选取合适的治疗穴位也可以更加从容和广泛。对横向经脉理论的学习和研究，应当成为姜灸法研究者的重要课题。敦煌《灸经图》共载穴位近52 个，脾胃虚寒型慢性浅表性胃炎主要与胃经、任脉、膀胱经穴位相关。膀胱经的腧穴，热度大，热感应强，可在短时间内集中火力温通激发全身气血，驱寒扶正，使脾胃的阳气得以温煦，达到温通经脉、和胃止痛的功效。隔姜灸依据《灸经图》中的取穴特点，在背部相应棘突下旁开二寸三分处取膈俞、脾俞、胃俞穴行灸法治疗，其治疗力度可旁及左右两侧经络及更远之点面。二寸三分处位于一寸五分和三寸两条循行线的中间，既兼顾穴位的治疗作用，同时兼具更多的治疗作用。近年来任督二脉及脾、胃、肾等经络隔姜泥灸的治疗范围远超过穴位本身，具有更好的调整阴阳及脏腑之气的功能[1]。

　　临床上隔姜泥灸选用调节阴阳的经络督脉、足太阳膀胱经及任脉为优选，隔姜片灸以调脾胃的中脘、足三里、神阙、内关、合谷穴位为常用。督脉灸疗法具有温经通络、调和气血、平衡阴阳之功效，同时具有施灸面积广、艾炷大、火力足、温通力强的

1　杨承霞 .《灸经图》灸疗法隔姜灸治疗脾胃虚寒型慢性浅表性胃炎的临床研究［D］. 兰州：甘肃中医药大学，2020.

特点。因此，我们研究团队及其他相当多的隔姜泥灸研究多选择督脉，另外我们还注重选用任脉、足太阳膀胱经及调节脾、胃、肾的经络。朱光祥及彭春妮等探讨恒温姜疗治疗脾胃病患者的经络选择：第1周的第1次治疗取背部督脉、膀胱经，第2次治疗取腹部任脉、脾经和胃经，第3次治疗取下肢脾经、胃经和肾经；第2周再依次循环[1][2]。

　　人体经络特性诊断分析系统是一种高科技智能型的中医综合诊断仪器，以中医经络理论为依据，结合现代经络研究成果、电子信息处理和电子探测技术，对人体的经络特性进行检测、显示和数据处理分析，运用中医辨证，对寒热虚实等病证作出定量、定性诊断，并作出准确客观的测量和记录。张欣等[3]对寒湿凝滞型原发性痛经患者经络特性的调整作用进行研究，利用人体经络特性诊断分析系统通过综合分析得出结果：寒湿凝滞型原发性痛经患者的经络特性为足少阴肾经虚寒性，足太阳膀胱经寒性，足厥阴肝经、足太阴脾经失衡。根据患者经络特性及原发性痛经的病因病机，在治疗中拟定了以温补足少阴肾经、足太阳膀胱经和调理足厥阴肝经、足太阴脾经为主的治疗原则，选取以下穴位组成艾灸处方：主穴为关元、肾俞、中极、地机；随症配穴，疼痛重，加次髎；寒证重，加命门；气滞，加太冲；腹胀，加天枢。据此

1　朱光祥，吕艳，潘红霞，等.恒温温经姜疗联合经络拔罐对脾胃虚寒型胃脘痛病人的影响［J］.护理研究，2019，33（17）：3060-3062.

2　彭春妮，潘红霞，吕艳，等.恒温姜疗联合药物罐治疗阳虚质胃食管反流病的疗效观察［J］.人人健康，2020（10）：142.

3　张欣，尚坤，王富春.隔姜灸对原发性痛经（寒湿凝滞型）患者经络特性的调整作用与临床疗效的观察［J］.时珍国医国药，2010，21（8）：2011-2012.

形成的隔姜灸疗法可以有效地调整经络异常，临床疗效显著。张磊等[1]根据胃脘痛"不通则痛、不荣则痛"的病机特点，采用理气和胃止痛的治疗原则。常选上脘、中脘、下脘穴，三穴的气血运行变化基本相同，气血物质皆是汇聚胸腹上部的地部经水，且皆为循任脉下行；所不同的是，上脘穴、下脘穴汇聚的经水稍少，中脘穴汇聚的经水量大，上脘穴汇聚的经水温度稍高，中脘穴则次之，下脘穴的经水温度最低，因此，治疗胃脘痛中脘穴应用最多。黄华勇等观察恒温隔姜灸对甲状腺术后患者恶心呕吐的影响，穴位选择：内关穴、足三里穴[2]。

三、姜疗的操作方法

1.隔姜片灸

明代杨继洲的《针灸大成》记载："灸法用生姜切片如钱厚，搭于舌上穴中，然后灸之。"详细记载了隔姜灸法的临床应用，点按法的生姜片稍薄，以0.5～2mm、厚薄均匀的姜片为宜；实按法的生姜片稍厚，以2～3mm、厚薄均匀的姜片为宜。现代隔姜片灸的姜片大小及操作方法难以统一和规范。

曹雯等[3]采用隔姜灸治疗慢性萎缩性胃炎，将重约1.8g的艾炷置于直径2.0cm、厚度0.5cm的姜片上进行隔姜灸，每穴每次各灸1壮，10天为1个疗程，疗程间休息1天，共治疗6个疗

1　张磊，王娅玲，娄吉昌，等.隔姜灸防治晚期恶性骨肿瘤患者化疗后呕吐：随机对照研究［J］.中国针灸，2020，40（11）：1164-1168.

2　黄华勇.恒温隔姜灸对甲状腺术后患者恶心呕吐的影响［J］.国际护理学杂志，2016，35（8）：1135-1137.

3　曹雯，张靖娟.隔姜灸治疗慢性萎缩性胃炎的疗效观察［J］.福建中医药，2018，49（5）：21-22.

程。陈克盛等[1]采用隔姜灸治疗脾胃虚弱型慢性浅表性胃炎，将新鲜生姜切成约0.3cm厚的薄片，姜片中心处用针穿刺数孔，上置艾炷，分别同时放在腹部各个穴位进行施灸。程宁等[2]采取改良隔姜灸治疗风寒湿型冻结肩，取鲜生姜切成直径1.5～2cm、厚0.2～0.5cm的薄片，中间用三棱针均匀穿孔5个，每个针孔约3mm大小，以能透光为宜，姜片放置穴位，将艾条的一端点燃，前30秒在距皮肤0.5cm处施灸，待穴位皮肤热感明显后再移至皮肤2～3cm处，以局部皮肤有温热感而无灼痛感为宜。张梦雨等[3]采用督脉隔姜灸治疗强直性脊柱炎，选取大小合适的新鲜生姜，顺着生姜纤维方向切成3～5mm厚的姜片，根据选用的艾炷的直径及所选穴位决定姜片大小，用三棱针或注射器针头在姜片上穿刺数孔。患者俯卧于治疗床上，裸露背部，将制作好的8块姜片沿督脉循行路线，在大椎穴至腰俞穴之间均匀摆放，然后将大小合适的艾炷放在其上并点燃。局部有灼痛感时，可稍微移动姜片或略提起姜片，艾炷燃尽后更换艾炷再灸，每个位置更换5壮，以局部潮红为度，治疗结束后嘱患者饮用适量温水，注意保暖。治疗每日2次，治疗30天。孙丹莉等[4]选择神阙、足三里、关元穴隔姜灸治疗艾滋病腹泻患者，让患者取仰卧位，将生姜洗净切

1　陈克盛，林浩元，张德炎.腹部隔姜灸辅治脾胃虚弱型慢性浅表性胃炎的疗效观察［J］.临床合理用药杂志，2016，9（20）：107-108.

2　程宁，陈艳，余晓云，等.改良隔姜灸治疗风寒湿型冻结肩疗效观察及护理［J］.中医临床研究，2015，7（6）：130-133.

3　张梦雨，鲍铁周，田江波.督脉隔姜灸联合柳氮磺吡啶肠溶片口服及功能锻炼治疗强直性脊柱炎［J］.中医正骨，2015，27（9）：44-45.

4　孙丹莉.隔姜灸联合辨证施护对艾滋病腹泻患者的影响［J］.光明中医，2020，35（9）：1363-1365.

片，直径、厚度分别为 2cm、3cm，用 12 号针头在姜片中心穿刺多个小孔。将艾条点燃插入灸盒，取适量万花油涂抹在上述穴位上，在穴位上贴姜片，在生姜片上放置灸盒施灸，观察患者感受。每穴灸 10 ～ 15 分钟，以患者皮肤潮红、无灼痛感为佳。每天 2 次，1 周为 1 个疗程，共治疗 2 个疗程。黄华勇等[1]采用恒温足底隔姜灸缓解腹腔镜腹部手术患者术后不适，选用鲜姜，并将其切片，大小以覆盖患者足底为宜，厚度 0.2cm 左右，姜片中央刺孔数个备用，将切好的姜片放于双足底，点燃艾条放入恒温灸具内，灸具置于足底并固定，便于其温热渗入足底，温度以足底皮肤潮红，患者感觉皮温舒适，温热但不灼热为宜。

传统隔姜片灸有艾炷灸、艾条灸、艾盒灸等操作方法。从操作的简便和安全性而言，艾炷隔姜灸较为繁琐，受限于不能变换体位，容易烫伤；艾条隔姜灸较艾炷隔姜灸操作便捷，但两者均需全程守护，耗费人力物力；传统艾盒灸改进几千年灸法操作，具有安全舒适、操作简便的特点，但需定时刮灰，操作时存在烟雾刺激及污染环境。恒温灸具隔姜片灸具有操作简便、恒温安全、节能环保等优势。

2. 隔姜汁灸

范强芳等[2]采用中药隔姜八髎灸治疗中重度原发性痛经，操作步骤：患者排空膀胱取俯卧位，暴露腰骶部，治疗范围：取髂后上棘与骶正中嵴连线为中点，至上 2 寸、至下 3 寸、至左右

1　黄华勇，李莉，李德钢，等.恒温足底隔姜灸缓解腹腔镜腹部手术病人术后不适的效果观察［J］.护理研究，2017，31（5）：617-619.

2　范强芳，王凤英，李灿华，等.中药隔姜八髎灸治疗中重度原发性痛经临床研究［J］.针灸临床杂志，2020，36（6）：51-55.

旁 2 寸，呈椭圆形，覆盖了八髎穴。涂抹姜汁，铺撒中药微粉温经暖宫散，铺单层桑皮纸，铺约 3kg 的姜绒，成椭圆形饼状，姜饼上放入艾炷并点燃，连续施灸 9 壮，治疗时间约 2 小时。经前第 5 天及经期第 1 天各 1 次，每月 2 次。1 个月经周期为 1 个疗程，连续治疗 3 个疗程。本项目操作技术独到，运用姜汁、中药微粉、姜绒、艾炷通透八髎区域（姜汁→中药微粉温经暖宫散→姜绒→艾炷），利用艾火的纯阳热力，透入肌肤，刺激组织，以温经通络、散寒祛湿、活血止痛。刘若冰等[1] 采用督脉隔姜泥灸治疗气血亏虚型癌性疼痛患者，督脉灸方法：①取俯卧位，以令其舒适能坚持 30 分钟以上为宜，松解衣扣，暴露整个背部，注意保暖及保护患者隐私，嘱患者不要随意变换体位。②打开督脉隔姜灸盒上的盖子，点燃艾条并放于槽子内，盖上艾灸盒的盖子备用。在督脉循行部位铺上纱布，涂上鲜姜汁，敷上根据辨证开具的中药粉，中药粉用鲜姜汁加温水调湿。③将点燃艾灸的督脉灸盒放置在患者背部督脉循行部位，可通过调节艾灸盒高度掌控艾灸的温度，一般距离皮肤 3～5cm 时温度最合适。④艾灸时间每次 30 分钟，每天 1 次，10 次为 1 个疗程，1 个疗程结束后进行疗效分析。宁阿妹等[2] 用火龙灸配合姜汁湿敷治疗风寒湿型腰椎间盘突出，方法：利用纱布浸泡姜汁，逐条循经络走向放在背部督脉上，加盖大毛巾和一块湿毛巾，同时在背部加清艾绒，然后通

1　刘若冰，刘丹.督脉隔姜灸治疗气血亏虚型癌性疼痛患者的临床疗效研究［J］.中医外治杂志，2020，29（3）：12–13.

2　宁阿妹，黄裕，黄钊云，等.火龙灸配合姜汁湿敷缓解风寒湿型腰椎间盘突出症疼痛的效果观察［J］.临床医药文献电子杂志，2020，7（26）：44–45.

过喷洒 95% 酒精并点燃的方式实施火龙灸，每次燃烧 15 秒左右，每次治疗 30 分钟，每日 1 次，连续 7～14 天为 1 个疗程。钟瑜等[1]对隔姜灸用材方法改良进行对比研究，发现同等环境条件下采用同等规格的姜片和姜汁棉片行隔姜灸后，两组姜汁挥发量比较差异，提示同等条件下姜汁可替代传统姜片行隔姜灸治疗，且姜汁可借助棉片吸收，在体表的附着性好、可塑性好，穴位体表覆盖率高。另外，与制作传统姜片相比，制作姜汁所需经济成本更低，切制过程更为简单，可节省操作时间，提高了工作效率。但采用艾炷及艾绒隔姜汁灸均存在容易烫伤的风险及受体位限制，而采用可固定的艾灸盒，操作简单方便、节省人力、安全性能高。目前隔姜汁灸临床应用较少，有单独姜汁灸，也有与中药粉合用，这些不同的方法及其与隔姜片灸、隔姜泥灸的临床疗效有待进一步研究。

3. 隔姜泥灸

蒋翠玲等[2]对强直性脊柱炎应用督脉隔姜灸疗法：①施灸前对患者的皮肤和全身情况进行评估，告知患者治疗前需排空膀胱，不可处于过饱、饥饿、醉酒、大渴状态。②室内温度适宜，患者穿着治疗衣，暴露背部。③操作人员首先沿督脉背线敷洒督脉粉，上面覆盖薄薄的一层棉纸。然后再在纱布上敷宽约 5cm、高约 2cm 的姜泥带，铺上艾绒，最后点燃艾绒的头、身、尾三处，进行施灸。每天 1 次，30 天为 1 个疗程，治疗 3 个疗

---

1 钟瑜，陈佩仪，张嘉鹏，等.隔姜灸用材方法的对比研究［J］.护理研究，2015，29（14）：1782–1783.

2 蒋翠玲，韩淑引.督脉隔姜灸联合康复操改善强直性脊柱炎患者关节功能的观察［J］.中西医结合护理（中英文），2018，4（7）：59–62.

程。④整个艾灸过程需有医务人员陪同。⑤施灸结束后，移去艾灰、姜泥，用热毛巾轻轻擦拭。江晓鸣等[1]用督脉隔姜灸治疗急性周围性面瘫患者，在督脉大椎至腰俞均匀撒少量红花粉，将纱布裁成宽约10cm的长条铺于背部督脉上，把粉碎好的生姜泥（事先将1500～2000g生姜用榨汁机榨成姜泥）放于纱布上，铺成宽5～6cm、厚1.5～2cm的长条状；生姜泥上放梯形艾炷（用艾绒制作，宽约1.5cm，高约1.0cm，长度为大椎至腰俞穴），用2.5mL注射器抽2mL 95%酒精，喷于艾炷上，点燃，待其自然熄灭，患者热感消失后取下，做1壮，时间40～50分钟。每日1次，10天为1个疗程，每疗程间隔1日。黄裕等[2]用督脉改良隔姜灸治疗寒湿痹阻型腰椎间盘突出症患者，取新鲜老姜2000～2500g，洗净后放入榨汁机打碎成姜末，再将榨出的姜汁100～150mL与打碎的姜末混合拌匀，置入微波炉加温至39～41℃，在患者腰背部覆盖与腰背部面积大小相等的治疗巾，将姜末沿督脉循行路线，由下至上在腰俞穴至大椎穴之间隔治疗巾垒砌成厚2～3cm、宽10～12cm的姜坯。将艾绒在姜坯上沿督脉及督脉两侧捏砌制作成高1～2cm连续的山形艾炷，共3列，用止血钳持点燃的酒精棉球由下而上循经将艾绒点燃。待艾绒将燃尽时继续在原燃烧点上将艾绒捏砌成连续的山形艾炷，艾绒会继续燃烧，按照此法添加艾绒共3～5次，每次20～30分

1 江晓鸣，徐杨青.督脉隔姜灸联合针刺治疗急性周围性面瘫验案举隅［J］.中国民族民间医药，2017，26（3）：72-73.

2 黄裕，姚文凤，李哲琳，等.综合护理干预在督脉改良隔姜灸治疗寒湿痹阻型腰椎间盘突出症患者中的应用效果［J］.国际护理学杂志，2016，35（19）：2727-2730.

钟，每天 1 次，治疗 7 天。赵中亭等[1]对胃寒型慢性胃炎患者分别于 2012、2013 年三伏天的头伏、中伏、末伏的第 1 天行铺灸治疗。将已制备的姜泥饼覆盖穴区，再将一长条三角艾炷铺放在姜泥饼正上方，点燃三角艾炷的上角开始施灸。先在上腹部中脘穴区（以任脉为中线，区域涵盖上脘、中脘、建里、下脘、水分穴，以及足少阴肾经的腹通谷、阴都、石关、商曲穴）行 2 壮铺灸，再在背部胸脊下穴区（位于背部，以督脉为中线，区域涵盖筋缩、中枢、脊中、悬枢穴，以及胸 9 ～ 12 段、腰 1 段夹脊穴）行 2 壮铺灸，完成 1 次治疗约需 40 分钟。每年治疗 3 次，共 6 次。潘秋英[2]使用腹部 "⊥" 字形隔姜铺灸疗法。方法如下：腹部正中线，上至剑突，下平神阙，为 "｜"，以神阙为中心，向两侧延伸至大横穴为 "＿"。清洁皮肤，在皮肤表面涂擦宽约 5cm 姜汁后，铺桑皮纸，纸上铺生姜泥呈 "⊥" 字形，宽约 4cm，厚 1cm，艾绒搓成若干长 5cm、直径 2cm 椭圆形艾炷，依次置满于姜泥上。再依次间隔点燃 3 ～ 5 点，待其自燃自灭，连灸 3 壮，约 1 小时。施灸结束，将姜泥、艾灰移除，用温热的湿毛巾清洁皮肤，每 3 日 4 次。

温经姜疗或恒温姜疗为目前治疗脾胃病创新性研究与应用特色技术，是我们团队在铺灸或长蛇灸的基础上进一步进行工具改良及构建恒温姜疗的理论与操作体系；采用多经络、多穴位及大面积施灸，覆盖了督脉与两侧膀胱经，腹部任脉、脾经、胃经或下肢的脾、胃、肾经。施灸方法由在施灸部位铺姜绒再行艾炷体

1 赵中亭，李瑛，张晓凌 . 三伏铺灸治疗胃寒型慢性胃炎 14 例（英文）［J］. World Journal of Acupuncture-Moxibustion，2014，24（3）：57-60+68.
2 潘秋英 . 在吐酸病中使用腹部 "⊥" 形隔姜铺灸的护理效果分析［J］. 内蒙古中医药，2018，37（2）：123-124.

艾绒改进为恒温艾条方法施灸。潘东洪等[1]采用温经姜疗治疗脾胃虚寒型胃脘痛，操作方法：①患者取俯卧位，裸露背部，注意保暖，清洁局部皮肤，从大椎至骶尾部在督脉及两侧膀胱经涂上甘油润滑，在背部覆盖60cm×75cm脱脂薄纱布，取约1000g鲜姜绒，覆盖督脉及两侧膀胱经区域。②沿着督脉及两侧膀胱经放置适量艾绒，并用止血钳夹紧95%乙醇棉球点燃艾绒，连续燃烧3次，随时询问患者皮肤有无灼痛感，温度过高皮肤灼痛时可使用棉签垫高纱布或抬高纱布。③灸毕，将纱布覆盖姜绒，并用被子覆盖整个背部约10分钟后，再将包裹住姜绒的纱布连同姜绒一起卷成筒状。④协助患者取仰卧位，露出腹部，清洁局部皮肤，取甘油润滑腹部后，将卷成筒状的姜绒铺在剑突至耻骨联合及平脐旁开4寸范围内的腹部皮肤上，打开纱布，沿着任脉、两侧胃经及脾经淋上40mL的温姜汁使姜绒湿润，其余操作方法同背部。灸后皮肤潮红，患者感觉背部及腹部皮肤温暖。⑤每周1次，两次为1个疗程，共治疗1个疗程。陈柘芸等[2]温经姜疗操作方法：①从大椎至骶尾部在督脉及两侧膀胱经（正中线左右旁开3寸），用大浴巾2条围在背部两侧以保暖，在背部覆盖60cm×75cm脱脂薄纱布。②将姜绒覆盖督脉及两侧膀胱经（正中线左右旁开3寸）区域，姜绒厚度约1.2cm。③沿着督脉及两侧膀胱经的姜绒上各放置一条三棱柱体（横截面三角形底宽1.0cm、高1.5cm）的艾绒，点燃止血钳夹紧的95%乙醇方纱从上到下分三段点燃艾

1　潘东洪，陈柘芸，吕艳，等.穴位贴敷联合温经姜疗治疗100例脾胃虚寒型胃脘痛的疗效观察［J］.时珍国医国药，2015，26（9）：2196-2197.

2　陈柘芸，潘东洪，石丹梅，等.温经姜疗在脾胃虚寒证胃脘痛护理中的应用［J］.护理研究，2018，32（17）：2730-2732.

绒，待艾绒自然燃烧完毕后，在原艾灰痕迹上重新放置三棱柱体的艾绒，如此重复燃烧 3 次。④随时询问患者皮肤有无灼痛感，温度过高皮肤灼痛时可使用压舌板垫高纱布或双人抬高纱布。⑤灸毕，将纱布覆盖姜绒，大浴巾覆盖于纱布上，并用被子覆盖整个背部 10 分钟后，把姜绒连同纱布一起取走，用大浴巾轻轻擦干皮肤，协助患者穿好衣服。廖雨莎等[1]温经姜疗操作方法：①采用木制的 16 孔灸盒和灸盖，盒的下底长 69cm、宽 31cm，上底长 65cm、宽 27cm，盒高 9cm。灸盒内中下部设有网格精密的集灰网，灸盒壁上有通风口，灸盖上嵌装 16 个可上下移动而不下滑的不锈钢活动灸筒，不锈钢活动灸筒的顶部有灸筒盖，底部连接有可放置雷火灸条或艾条的不锈钢网兜。②将 750g 鲜小黄姜榨成姜绒后（把姜汁倒入姜绒中拌匀）加热至 40～41℃。③将 8 条艾条对半折断，点燃后放入恒温灸盒的灸筒里并盖好灸筒盖，用 2 条大浴巾覆盖灸盒。患者取俯卧位，裸露背部，用大浴巾 2 条围在背部两侧以保暖。用小方纱清洁局部皮肤，将 75cm×40cm 的脱脂纱布覆盖背部，从大椎至骶尾沿督脉及两侧膀胱经的皮肤上铺上温热的厚度约 0.9cm 的姜绒，再将 2 条大浴巾覆盖的恒温灸盒置于患者铺有姜绒的背部皮肤上，施灸 30 分钟。④施灸过程中随时询问患者皮肤有无灼痛感，根据患者的感觉调节灸条的施灸高度。⑤灸毕，移开恒温灸盒后移去姜绒，轻轻拭干背部皮肤。⑥每周治疗 2 次，共治疗 2 周。朱光祥等[2]探讨恒温温经姜疗联合

1　廖雨莎，潘东洪，吕艳，等 . 小茴香粗盐包烫熨联合恒温姜疗在脾胃虚寒证胃脘痛病人中的应用［J］. 全科护理，2018，16（21）：2565-2568.

2　朱光祥，吕艳，潘红霞，等 . 恒温温经姜疗联合经络拔罐对脾胃虚寒型胃脘痛病人的影响［J］. 护理研究，2019，33（17）：3060-3062.

经络拔罐治疗脾胃虚寒型胃脘痛患者，恒温温经姜疗的操作方法：
①经络选择：第 1 周的第 1 次治疗取背部督脉、膀胱经，第 2 次
治疗取腹部任脉、脾经和胃经，第 3 次治疗取下肢脾经、胃经和
肾经。第 2 周再依次循环。背部从大椎穴至骶尾部在督脉及两侧
膀胱经 / 腹部从膻中穴到耻骨联合 / 下肢从梁丘穴到三阴交穴涂
上姜汁，拔罐后覆盖 60cm×75cm 脱脂单层纱布，取约 350g 鲜姜
绒，覆盖治疗经络。②将艾条折两段点燃后放在 16 孔或 12 孔的
专利恒温灸具并盖上灸盖。背部选用 16 孔恒温灸具，腹部和下肢
选用 12 孔恒温灸具。③用 3 条大浴巾覆盖于灸盒上部且用浴巾密
封固定恒温灸盒周围，火头距施灸部位 5 ～ 7cm 实行大面积恒温
灸，以患者皮肤感觉舒适温热且无灼痛感为宜，且无须刮灰。④
灸毕取下棉布覆盖姜绒，并用大浴巾覆盖整个背部、腹部及下肢
约 10 分钟。⑤每周治疗 3 次，每次 30 分钟，1 周为 1 个疗程，
治疗 2 周。

三种姜疗的优势与不足：①传统督脉、任脉及膀胱经等经
络隔姜片灸需将姜片按要求切得厚薄均匀，否则受热不均匀，且
需将姜片沿经脉摆放后再将艾绒捏搓成大小合适的艾炷放在其上
点燃，如患者感觉局部灼痛时，需移动姜片，艾灰容易散落到皮
肤导致烫伤。②隔姜汁及隔姜泥灸可使经脉穴位体表覆盖率增
大，使经脉所经体表受热均匀，生姜所含挥发油可直接作用于局
部皮肤，加上艾绒燃烧，双重作用于皮肤毛窍，使药力直达病所，
温经散寒的功效得以更好地作用于经脉腧穴上，效果持久。③隔
姜泥灸将姜泥铺在经络上，点燃艾绒再施灸，局部受热较为均
匀，但需重复点火助燃且温度过高，一旦出现皮肤灼痛难忍时，
需以最快速度用压舌板垫高纱布或双人抬高纱布以避免烫伤。患
者变动体位容易造成姜泥散落，但比隔姜汁灸灸时及灸后的温热

感强。④传统隔姜汁灸及隔姜泥灸因施灸的面积大及时间较长
（30～120分钟），燃烧的艾绒造成整个治疗室空间烟雾很大，污
染环境及影响操作者和患者舒适感。⑤创新的恒温灸具姜泥灸无
需反复铺艾绒，体位受限制，操作更快捷，恒温舒适，减少烫伤，
采用大浴巾包裹减少烟雾刺激，提高患者满意度及依从性，易于
在临床推广应用。

四、灸量与施灸时间

1.《灸经图》对灸量记载

《灸经图》提出"各灸五百壮，各灸一千壮"之说，如此大
的灸法治疗量，在扁鹊灸法中也有体现，他们同属于古代重灸
派，治疗时皆视病种、病情及施灸部位的不同而有所区别。《灸
经图》中五百壮乃至一千壮之说实指用大量的艾炷、长时间及长
期坚持艾灸的方法，而非确切的艾灸数量。运用大剂量灸疗法是
由于对于患者来说疾病缠绵难遇，久而久之容易使机体产生虚证
和瘀证，病久也可使机体阳气逐渐衰弱。古语云："有阳气则生，
无阳气则死。"缠绵难愈的顽症痼疾用少灸轻灸的治疗方法几乎
无济于事，只有用多灸重灸才有可能战胜顽疾。王华兰等重灸法
干预胃食管反流病[1]，方法：将生姜完全捣烂成泥状，敷于中脘、
天枢、神阙、气海，厚度1～2cm，将2～3支艾条同时点燃，
对准穴位距皮肤2～3cm灸烤，每次施灸时间为20～30分钟；
灸后再嘱患者俯卧，灸肝俞、脾俞、胃俞、肾俞及其他阳性反应
点，操作方法同腹部。重灸法为一种简单有效且安全价廉的改良

1　王华兰，刘宝良.二式三法配合重灸法干预胃食管反流病疗效观察［J］.
辽宁中医杂志，2016，43（4）：829-831.

灸疗方法[1]。中脘、天枢、气海为脾胃肠腑所藏之地，重灸之可使温热刺激直达腹部深层以祛寒温中，加强了温胃醒脾的功效，使脾胃虚寒之证得以消除。由于背部腧穴和相关脏腑有着直接的联系，重灸肝俞、脾俞、胃俞、肾俞可使热力穿透入皮肤，易被机体吸收，能够由表及里地调节脏腑组织功能。

大量艾灸的温补温通作用恰好适合虚瘀交杂的顽症痼疾，例如脾胃虚寒性胃脘痛。《灸经图》重灸方法治疗疑难杂症（尤指以风寒邪气侵袭人体所导致的重病）的思想，刚好符合脾胃虚寒性胃脘痛的治疗原则，我们的恒温姜疗研究采用多经络、大面积的恒温姜疗理论，与《灸经图》重灸方法治疗寒性脾胃病理论相契合。

2. 明代杨继洲的《针灸大成》记载

明代杨继洲的《针灸大成》详细记载了隔姜灸法的临床应用，如《针灸大成·卷七·经外奇穴》载："灸法用生姜切片如钱厚，搭于舌上穴中，然后灸之。"艾灸的疗效是由灸疗刺激皮肤经感传介导产生，而感传的发生是一个量效积累的过程，艾灸的刺激量大小对于疗效的产生尤为重要，故艾灸的刺激量是临床取得疗效的关键因素。因隔姜灸法操作简单，痛苦小，患者乐于接受，故逐渐在临床中广泛使用。传统隔姜灸法因热力温和，短时间难以达到有效灸量，常需增加壮数，或延长灸治时间。

3. 施灸姜泥量

对所研究的文献进行总结分析可知：①从姜泥的施灸量分析，艾绒隔姜灸的姜灸量在 500～3000g 或姜绒厚度约 1.2cm；而恒

---

1 朱现民.隔姜泥重灸法的临证应用［J］.中国针灸，2013，33（3）：233-235.

温灸具的施灸量在 350 ～ 750g。②从施灸的温热感分析，艾绒隔姜灸必须达到一定的施灸姜泥量才能达到温热及避免烫伤。③恒温灸具隔姜灸温热感强而不灼痛及避免烫伤，且所需姜泥量较少。

五、灸量与灸感及临床效果

《医宗金鉴·刺灸心法要诀》云："凡灸诸病必火足气到，始能求愈。"说明艾灸治病，要达到足够的灸量，热力要能够透入深层，直达病所，才能起到治疗效果。灸量充足、火力均匀是艾灸治疗取效的关键。姜疗灸后患者能感觉局部皮肤温热，甚至有温热感向周围及组织深部扩散的感觉，部分患者灸后能立刻感觉舒适或疼痛减轻。有研究者在点燃艾炷后，运用纸片扇动，速旺其火，火力较猛，快燃快灭，灸治时间较短，艾炷稍小，或艾炷稍松散，使其速燃，待患者自觉局部中等度温热感，以内觉局部温热或灼热感，肌表皮肤呈现红晕、湿润为度。另有研究者[1]运用按压透热隔姜灸法借助适宜的操作方法，易于控制灸量，体现灸法补泻。采用点按法和实按法，使灸感火足气到，直达深处，有助于激发经气。施术后即感一股热流直透深处，常可出现柱状、带状热流循经感传，部分患者可出现全身微微汗出，或舒适感，为气至病所之佳兆，施灸部位可出现斑块状潮红、湿润，符合气至病所、气速效速之要义，正所谓"灸之要，气至而有效"。术后即感一股热流直透深处，出现带状热流循经感传，患者出现全身温热、微微汗出，腹部温热舒适，疼痛缓解。使用点按法或实按法，通过按压本身对穴位的直接刺激，强化灸感，透达深处，使艾火

1　丁建兴.按压透热隔姜灸法及其临床运用［J］.上海针灸杂志，2015，34
　　（6）：582-584.

热力、药力、灸感火足气到，有助于激发经气，施术后仍能持久维持灸感，强化治疗作用。

第四节　姜疗器具发明与创新

随着姜疗在临床诊疗中的运用，为了寻求更佳的疗效和更方便的操作，一代代医家在临床工作中开始对灸疗器具进行不断的创新与实践，现代灸具的发展是在传统灸法、灸具的基础上进行革新，与传统灸具相比更具专业性和安全性[1]。

1. 督灸灸盒

贺成功等[2]发明了一个适于腰部和背部施灸的片段式督灸盒，由盒盖、燃艾槽、矩形框架组成。其既可使用艾炷也可使用艾条进行施灸；矩形框架内可以放置姜末、蒜泥、附子饼等不同药物进行隔药灸，也可直接进行温和灸。此外，田传鑫等[3]发明了一款可变曲度的督灸盒。其目的是针对现有督灸过程中姜被结构不稳，容易塌陷，造成艾炷脱落，导致意外发生，以及患者长时间不能活动，造成施灸后疲劳，影响疗效等问题。其特点在于施灸过程中患者可轻微变换姿势，减轻患者疲劳。刘洪强等[4]发明了一款可将多种物品如艾绒、督灸粉、铺巾等存放在一起的督灸盒，一次性使用，方便、快捷、全面，缩短了督灸操作时间。

1　谢薇，杨万凤，董画千，等.艾灸器具研究进展［J］.医疗卫生装备，2019（2）：99-103.

2　贺成功.片段式督灸盒：中国专利，CN 101889948A［P］.2010-11-24.

3　田传鑫.可变曲度督灸盒：中国专利，CN 204798356U［P］.2015-11-25.

4　山东洪强医疗设备股份有限公司.一次性使用督灸盒：中国专利，CN 204562876U［P］.2015-08-19.

2. 督灸器

督灸器与督灸盒相似，但又有区别，除督灸盒具备的功能外还具有制作姜泥、蒜泥等功能，且着重预防督灸过程中意外事故的发生。刘晓云等[1]发明的可穿戴式督灸器包括两个对称的前、后护翼，前后护翼与燃烧槽两边相连，由多个单元拼接而成。该发明的优势在于可以随时进行督灸，方便、安全，且可实时调节温度，防止烫伤。雷丽芳等[2]发明的督灸器包括基座模具盒和艾炷模具盒。该发明的优势在于能够用艾绒、姜、蒜等快速制出具有一定规格的艾炷和姜末、蒜泥，节约了时间。苏国磊等[3]发明了一款督灸器，主要用于解决督灸时使用锡纸存在安全隐患问题。该督灸器包括固定凹槽、隔热层和铁丝网，固定凹槽由底板及底板四周的竖板构成，底板为与脊柱的生理曲度相一致的长条板，底板上有长条孔，长条孔内装有铁丝网，长条孔四周有置于底板上的隔热层，固定凹槽的前后竖板上各有一个提手孔，使用安全方便，控制灵活。唐宏亮等[4]发明长蛇灸器，由背部敷药长方体伸缩框、纱布、水平伸缩管、固定滤网方篮、抽屉滤网方篮等 24 项组成。其创新点在于根据患者的背部长度调节背部敷药长方体伸缩框后，拧紧底部的一对水平套管上的长短固定旋钮，将其放在背部并铺上纱布，再把姜泥平铺放置在纱布上，然后调节抽屉滤网方篮，使艾绒加热长方体伸缩滤网篮能刚好放入背部敷药长方体伸缩框

1　刘晓云 . 一种督灸器：中国专利，CN 106619098A［P］.2017-05-10.

2　广东省中医院 . 督灸器：中国专利，CN 205515531U［P］.2016-08-31.

3　河南省中医院 . 督灸器：中国专利，CN 202761689U［P］.2013-03-06.

4　唐宏亮，庞军，王雄将，等 . 长蛇灸器［P］. 广西壮族自治区：CN 208436058U，2019-01-29.

内，在艾绒加热长方体伸缩滤网篮的底部滤网上铺上艾绒并点燃，两手握住固定篮横撑板条式提把和抽屉篮横撑板条式提把，可以调整艾绒高度以调节温度、防止烫伤，达到加热的姜泥药力透过纱布对背部进行治疗和保健的目的。该发明具有设计科学、操作灵活方便、倒掉灰后姜泥可回收再次使用、应用广泛的优点。惠妮妮[1]发明一种长蛇灸治疗用装置，其创新点主要在于衬底层：衬底层为长方形，其沿四边分别向外延伸出一个长方形的侧壁，相邻两长方形侧壁上两个相邻的搭扣相互扣接，与衬底层形成一个盒体，将蒜泥或姜末导入盒体中，可以将有限的蒜泥或姜末等原料集中起来，节约了用量；同时在衬底层上设置的若干个顺次排列的纱布条，可以根据患者的病患部位，提拉处于不同穴位上的纱布条，实现对该穴位的治疗，进而提高治疗的效果。敖敏等[2]发明一种督脉长蛇灸的装置器具，包括纱布、木质栅片、挡板、定位轴、轴套、连接板、摆动定位杆、连杆和卡套。每一处木质栅片的顶端均转动连接有一处摆动定位杆，此摆动定位杆的底部段上向内侧支撑有一处横置插轴，此插轴上又固定设置有一处定位球，最前端与最后端的木质栅片上呈对角倾斜支撑设置有两处把手杆，两处挡板的左侧顶端位置均支撑设置有一处定位轴，能实现机器化的定位调节。匡仪等[3]发明一种儿童用的任督灸灸盒，其特征在于包括多个中部支撑架，每个中部支撑架之间可拆卸连接，

1　惠妮妮. 一种长蛇灸治疗辅助用装置［P］. 陕西：CN 208525411U，2019-02-22.

2　敖敏，李敖同，李世林，等. 一种督脉长蛇灸的装置器具［P］. 湖北：CN 211410129U，2020-09-04.

3　匡仪，王亮. 一种儿童用的任督灸灸盒［P］. 河南：CN211884561U，2020.11.10.

中部支撑架和封闭支撑架的宽度可调节。其创新点是可以对中部支撑架和封闭支撑架的宽度进行调节，方便患者使用；本艾灸盒为长蛇状，中部支撑架的关节活动角度大，可以完美贴合人体脊柱曲度，保证经脉均匀地接受艾灸热量。

第五节　恒温姜疗灸具发明及操作方法创新

一、恒温姜疗灸具的发明

传统隔姜泥灸主要依靠操作者手工操作和灸盒灸操作完成（图3-1），目前存在关键技术的不足：①艾绒暴露在空气中燃烧艾烟较大，易造成操作者及患者呼吸困难与眼睛不舒服。②艾绒或艾炷易脱落，施灸的温热感不均匀，施灸温度高低不易把控，患者易烫伤及舒适感不强。③操作繁琐，反复铺姜泥与点燃艾绒，耗时费人力。针对传统隔姜泥灸存在的不足，采用12～19孔恒温灸具（图3-2）及姜疗架（ZL 201820277225.5）（图3-2）支撑灸具进行姜疗操作，可以根据不同的病变部位选择合适的恒温灸具进行治疗，扩大了恒温灸具在姜灸的应用范围。

二、恒温姜疗操作方法创新

恒温姜疗是针对传统隔姜泥灸进行改良的灸法。传统的姜疗灸治过程中需更换3次艾绒且需频繁地点燃艾绒，难以控制温度。艾绒燃尽添加艾绒过程之中温度下降致患者感觉寒凉不适，温度过高时需2人抬高姜泥以避免烫伤，患者舒适度降低，操作繁琐且耗时费人力。此外，传统的姜疗频繁地更换、点燃艾炷或艾绒，易产生大量的烟雾，造成患者及操作者不适；艾烟引起的不良反应症状与枯草热类似，包括扁桃体肿大、咽痒、目痛、咽鼓管痒，有时还伴有胸中发热或烦躁等感觉[1]，且点燃艾绒及明火的外露加大火灾发生的风险。

恒温姜疗法是使用专利技术恒温灸具，将姜用破碎机打成姜绒过滤姜汁与姜泥，用姜泥铺在施灸部位（图3-4）并将姜疗架支撑在患者身体两侧（图3-5），点燃艾灸放于灸具里并将灸具放在姜疗架上（图3-6），盖上2～3条大浴巾（图3-7），避免过多烟雾的产生，无明火暴露，同时便于移动和调节高度更好地控制合适的温度并保持一定的温度，有效地避免烫伤和火灾的发生，且省时省力；灸治过程中保持恒温及施灸面积大，可提升患者舒适度。恒温灸具有恒温安全、无需刮灰、简单舒适及节能省力的优点[2]。恒温灸具在姜疗中的应用使姜疗操作更为简单便捷、高效安全，值得临床推广应用。

1 皮大鸿.艾烟的研究现状与发展［J］.中西医结合护理（中英文），2017，3（5）：178-180.

2 秦娟文，黄晓燕，刘熙荣，等.改良长蛇灸联合黄芪建中汤治疗脾胃虚寒型胃脘痛的临床观察［J］.中国民间疗法，2020（16）：6264.

第四章

拔罐的起源与中药拔罐创新

第一节　拔罐的起源与历史沿革

拔罐疗法俗称"拔火罐"，又称"拔罐子"或"吸筒"。它是借助热力排除罐中空气，利用负压使其吸着于皮肤，以达到逐寒祛湿、疏通经络、祛除瘀滞、行气活血、消肿止痛、拔毒泄热等多种疗效，具有调整人体的阴阳平衡、解除疲劳、增强体质的作用。许多疾病都可以采用拔罐疗法进行治疗。拔罐疗法在我国已有两千余年的历史，并已形成一种独特的治病方法。

一、先秦时期：称为角法

拔罐疗法在古代典籍中亦称之为角法。古人采用动物的角作为治疗工具，所以称为"角法"。在1973年湖南长沙马王堆汉墓出土的帛书《五十二病方》中，就已经出现以角治疗痔疾的记载："牡痔居窍（肛门）旁，大者如枣，小者如枣核者方：以小角角之，如熟二斗米顷，而张角，系以小绳，剖以刀……"可见角法在治疗痔疾时是一种用以吸出痔核以便手术结扎切除的有效措施。据医史文献方面的专家考证，《五十二病方》是我国现存最古老的医书，大约成书于春秋战国时期，这就表明我国医家至少在公元前6～前2世纪，已经采用拔罐这一治疗方法。

二、晋唐时期：突破性进展

东晋医学家葛洪在《肘后备急方》中记载用角法治痈肿："姚方，若发肿至坚，而有根者，名曰石痈。当上灸百壮，石子当碎出，不出者，可益壮，痈、疽、瘤、石痈、结筋、瘰疬，皆不可就针角。针角者，少有不及祸者也。"鉴于当时此法盛行，应用不当易造成事故，所以葛洪特别告诫要慎重地选择适应证候。

到了隋唐时期，拔罐治疗受到更多的重视。唐太医署设医、针、按摩、咒禁四科，又将医科分为体疗、疮肿、少小、耳目口齿、角法五科。角法是太医署设立的医学五大分科之一，可见其从理论、操作和临床等方面都有了比较成熟的发展。其次，拔罐的工具也有了突破性改进，开始用经过削制加工的竹罐来代替兽角。在《外台秘要》中关于结核的治疗就有这样的记载："即以墨点上记之。取三指大青竹筒，长寸半，一头留节，无节头削令薄似剑，煮此筒子数沸，及热出筒，笼墨点处按之，良久，以刀弹破所角处，又煮筒子重角之，当出黄白赤水，次有脓出……数数如此角之令恶物出尽，乃即除，当目明身轻也。"可见唐代使用竹罐代替角罐、陶罐，这也是最早记载的竹罐制作和以水煮罐的吸拔方法，是水罐法的雏形。竹罐制作简单，取材容易，轻巧不易跌碎，通过水煮的方法吸拔，为后世药物煮罐的发展奠定了基础。

三、宋金元时期：药筒法

如果说在隋唐时期还是兽角和竹罐交替使用的话，到了宋金元时代，则竹罐已完全取代了兽角。在操作上，则进一步由单纯用水煮的煮拔筒法发展为药筒法，即先将竹罐在按一定处方配制的药物中煮过备用，需要时再将此罐置于沸水中煮后，趁热拔在穴位上，以发挥吸拔和药物外治的双重作用。

据《太平圣惠方》载："凡疗痈疽发背，肿高坚硬，脓稠焮盛色赤者，宜水角。"水角为治疗痈疽发背，肿高坚硬，脓稠焮盛色赤的疗法。其法："掘一小坑，口稍阔于疮肿，深一尺以下，去此坑二尺外，又为一坑子，口阔三四寸，傍穿两坑令相通，灌水，并令去坑面二寸……令患者以疮合坑上……角口两畔，以缯帛遮拥，兼复盖，水坑勿令通热……卧一炊久为度，瘀滞脓血并泄角中。热盛者日夜三四遍，肿气不侵。"

四、明清时期：药筒法的改进和陶制火罐

在明代拔罐法已经成为中医外科中重要的外治法之一。当时一些主要外科著作几乎都列有此法，主要用于吸拔脓血，治疗痈肿。特别是《外科正宗》记载："半月之后脓亦少，须将药筒对顶拔提，有脓血之交粘，必腐肉之易脱。如疮半月后仍不腐溃、不作脓者，毒必内陷，急用铍针品字样当原顶寸许点开三孔，随疮之深浅一寸、二寸皆可入之，入针不痛，再深入不妨，随将药筒预先煮热，对孔窍合之良久，候温取下，如拔出之物，血要红而微紫，脓要黄而带鲜，此为血气营运活疮，其人必多活；又谓脓血交粘，用药可全，色鲜红活，腐肉易脱。如拔出瘀血紫黑，色败气秽，稀水无脓者，此为气血内败死疮。所谓气败血衰，神仙叹哉！此等之疮难久，候其人必在月终亡。"

在吸拔方法上，较之以前又有所改进。用得较多的是将竹罐直接在多味中药煎熬后的汁液中煮沸直接吸拔。所以竹罐又被称为药筒。《外科启玄》中卷十一煮竹筒法中记载："白及、白蔹、艾叶、牙茶、甘草、苍术、浓朴、草乌、白蒺藜、乌柏皮各等分咀片，用水三五碗，同竹筒子一齐煮十数沸，则取竹筒子用，如

疮疽大，脓多，亦多煮竹筒子，亦不必拘数，此活法也。"明代外科大家陈实功对此曾作过详尽的记载，而且这种煮拔药筒的方法在之后清代一些重要外科著作如《外科大成》《医宗金鉴·外科心法要诀》等中都有详略不等的载述，可见把用药与拔罐疗法结合在一起，发展了药物煮罐。

至清代，拔罐工具又一次进行革新。竹罐尽管价廉易得，但吸力较差，且久置干燥后易发生燥裂漏气。为补此不足，清代出现了陶土烧制成的陶罐，并正式提出了沿用至今的"火罐"一词。当时陶罐已作为商品买卖，广为流行了。

清代医家吴谦编著的《医宗金鉴·外科心法要诀》详细记载了针刺、中草药、煮罐后拔之针药罐综合疗法。赵学敏在《本草纲目拾遗》中对拔罐疗法的出处、火罐的形状、治疗病证、操作方法等都作了细致的论述："火罐，江右及闽中皆有之。系窑户烧售。小如人大指，腹大，两头微狭。使促口以受火气，凡患一切风寒，皆用此罐。以小纸烧见焰，投入罐中，即将罐合于患处。或头痛则合在太阳脑户或巅顶，腹痛合在脐上，罐得火气，合于肉即牢不可脱，须待其自落。患者但觉有一股暖气从毛孔透入，少顷火力尽则自落，肉上起红晕，罐中有气水出。风寒尽出，不必服药。治风寒头痛，及眩晕风痹腹痛等症。"吴尚先著《理瀹骈文》中也记载了风邪头痛、破伤瘀血、黄疸等内科病的治疗方法，如"有若罐拔，如黄疸取黄用药罐，及风痛用火罐之类；有若瓶吸，如风寒用热烧酒空瓶覆脐上吸，取汗。亦吸瘰疬、破伤瘀血"。可见当时罐具的制造、拔罐的应用已比较广泛和普及，已从单一的外科发展到内科病证的治疗，说明拔罐疗法在此期的丰富和推广。

五、现代：罐具及罐法多元化

随着我国经济的快速发展及人们生活水平的不断提高，越来越多的人开始关注健康，注意养生保健，接受理疗。拔罐疗法这种传统的、自然的、物理的疗法深受大众喜爱，而且拔罐疗法易在传统的玻璃火罐、筒罐上大大创新，如磁疗拔罐、药物拔罐、远红外拔罐等等，这些产品受到人们的喜欢，正所谓"针灸拔罐，病去一半"。同时，随着社会的不断进步与发展，未来将会有更加简单、易操作、效果佳的拔罐产品出现，中国罐文化将会走出国门，走向世界。

第二节　拔罐疗法的理论依据与作用机制

一、拔罐疗法的理论依据

（一）中医理论

1. 经络与腧穴理论

拔罐是在中医辨证论治理论指导下，以脏腑经络理论为基础，运用"四诊"诊察疾病以获取病情资料进行辨证，并选择和配伍适当的经络和腧穴，施以或补或泻的方法治疗疾病。

2. 皮部理论

与针法不同的是，拔罐尤其着眼于人体经络的皮部，皮部是十二经脉在皮肤的分布，它具有局部和整体性的双重作用，皮部对外界的变化具有调节和适应功能，起着保卫机体、抵抗外邪的作用。通过皮部－孙络－络脉－经络系统，可以引导营卫之气始行输布，带动经脉气血，濡养脏腑组织器官，温煦皮毛，同时使虚衰的脏腑功能得以振奋，畅通经络，调整机体的阴阳平衡，使气血得以调整，从而达到祛病疗疾的目的。

3. 疏通经脉

拔罐刺激肌腠，使腠理处于轻微开泄状态，通过反复的吸拔疏通经脉，可以引邪由里及表，驱邪外出，达到治疗的目的。拔罐后红色的罐斑、小水珠或血丝等即是驱邪外出的表现。

（二）西医学理论

1. 负压吸拔

人体在罐负压吸拔的时候，皮肤表面有大量气泡溢出，从而加强局部组织的气体交换。负压使局部的毛细血管通透性变化和毛细血管破裂，少量血液进入组织间隙，从而产生瘀血，红细胞受到破坏，血红蛋白释放，出现自身溶血现象。随即产生一种类组织胺的物质，随体液周流全身，刺激各个器官，增强其功能活力，从而有助于机体功能的恢复。

2. 温热刺激

拔罐能使血管扩张，促进以局部为主的血液循环及淋巴液循环，改善充血状态，加强新陈代谢，使体内的废物、毒素加速排出，改变局部组织的营养状态，消除炎症和水肿，恢复神经牵张功能及肌张力。

3. 机械刺激

机械刺激可使局部组织高度充血，加强局部组织的气体交换，局部毛细血管破裂，血液溢入组织间隙，从而产生瘀血，出现自身溶血现象，红细胞受到破坏，大量的血红蛋白释出，从而起到一种良性的刺激作用。

二、拔罐疗法的作用机制

中医学认为，人体是一个有机的整体，五脏六腑、四肢百骸各个部位都不是孤立存在的，而是内外相通、表里相应、彼此协调、相互为用。拔罐治病是根据中医学的阴阳五行学说、脏腑经络学说而形成的一种独立的治疗手段。通过罐体边缘的按压及负压的吸吮，刮熨皮肤，牵拉、挤压浅层肌肉，刺激经络、穴位，循经感传，由此及彼，由表及里，达到通其经脉、调整气血、平衡阴阳、祛病健身的目的。

1. 机械作用，温热效应

拔罐疗法对皮肤可产生一种良性的机械刺激和温热效应。机械刺激可激发人体的经气，并促进机体气血运行，改善局部组织细胞供血供氧状态。温热效应可使局部经脉与皮肤得以温煦，起到温经通络、调和气血作用。由于罐内负压、吸附、熨刮、牵拉、挤压皮肤和浅肌肉层的良性刺激，包括局部暂时瘀血所形成的"自血疗法"，刺激皮肤的毛细血管，在调节循环系统的同时，也有效地调动了体内的免疫功能，对于气血功能不足及免疫功能低下者有较好的疗效。有研究对拔罐前后的患处局部组织作病理检查，发现拔罐前见到炎性坏死及炎性渗出物内细菌集落和角化上皮，而拔罐后见到皮肤上皮增生，炎性肉芽组织形成。

2. 调整阴阳，祛邪扶正

拔罐疗法通过经络腧穴的配伍及与其他疗法配合应用实现阴阳的调节。例如拔关元、足三里、肾俞穴可温阳祛寒，拔大椎、阳陵泉、合谷穴可清泄阳热；也如拔火罐可以散寒，刺络拔罐可以清热。诸如此类，拔罐通过对机体的良性刺激，再通过人体自控调节系统的传达与调节，纠正机体偏盛、偏衰，使阴阳调和及恢复健康。中医学认为，疾病的过程是邪气作用于机体的损害与正气抗损害之间的矛盾斗争过程。正气对邪气具有抗御、免疫、修复、调节等作用，邪气对机体有感染侵袭、损伤形质、障碍功能等各种致病作用，如外感六淫邪气、内伤痰饮、寒凝内滞、瘀血及外伤跌打损伤等。如病邪能通过正气及时抗御消除，"阴平阳秘"的状态得以维持，则不发病，这即是"正能胜邪"；反之，病邪不能及时消除，机体的平衡状态遭到破坏，即"邪胜正负"，则发病。随着邪正双方的不断发展变化，疾病表现出不同的病机和证候。拔罐法应用于临床治疗疾病，根据"实则泻之，虚则补之"的治疗原则，以祛除邪气，扶其正气，或根据病情攻补兼施，或先补后攻。拔罐疗法能祛除机体内的各种邪气，使邪去正安，同时还有扶助正气的作用。

3. 疏通经络，行气活血

人体的经络内属于脏腑，外络于肢体，纵横交错，遍布全身，将人体内外、脏腑、肢节联络成为一个有机的整体，具有运行气血，沟通机体表里、上下和调节脏腑组织活动的作用。经络有"行气血，营阴阳，濡筋骨，利关节"的生理功能，如经络不通则经气不畅，经血滞行，可出现皮、肉、筋、脉及关节失养而萎缩、不利，或血脉不荣、六腑不运等经络气血功能失调导致脏腑经络气血凝滞或经脉空虚。拔罐通过对皮肤、毛孔、经络、穴位的吸拔作用，能引导营卫之气始行输布，可起到疏通经络、行气活血的作用，可鼓动经脉气血，濡养脏腑组织器官，温煦皮毛，并使虚衰的脏腑功能得以振奋，经络气血恢复正常，疾病得以祛除。临床常用的循经拔罐法、走罐法及刺络拔罐法等，均有上述功能。

4. 开泄腠理，祛风散寒

疾病是由致病因素引起机体阴阳的偏盛偏衰，人体气机升降失常，脏腑气血功能紊乱所致。当人体受到风、寒、暑、湿、燥、火、毒、外伤的侵袭或内伤情志后，即可导致脏腑功能失调，产生病理产物，如瘀血、气郁、痰涎、宿食、水浊、邪火等，这些病理产物又是致病因子，通过经络和腧穴走窜机体，逆乱气机，滞留脏腑，瘀阻经脉，最终导致种种病证。拔罐产生的真空负压有一种较强的吸拔之力，作用在经络穴位上，可将毛孔吸开并使皮肤充血，将体内的病理产物从皮肤毛孔中吸出体外，达到祛风散寒除湿的作用，从而使经络气血得以疏通，使脏腑功能得以调整，达到防治疾病的目的。

5. 双向调节，异病同治

拔罐疗法具有双向调节作用和独特的功效，在取穴、操作等不变的情况下，可以治疗多种疾病。如大椎穴刺血拔罐法，既可治疗风寒感冒，又可治疗风热感冒及内伤发热；还可治疗高血压、头痛等内科疾病，又可用来治疗顽固性荨麻疹、痤疮等皮肤科疾病。许多临床研究都证明，拔罐具有双向的调整作用，如使高血压降低，低血压升高；使过高的白细胞数降低，使过低的白细胞数增加；当心动过速时使心率减慢，心动过缓时使心率加快等。而且拔罐的双向调节作用与疾病的好转是一致的。

6. 不同拔罐方法与经络腧穴作用

拔罐疗法可通过各种不同的拔罐方法及经络腧穴的配伍应用来实现治疗作用。如由寒、湿、瘀邪引起的痛证，可在疼痛部位（阿是穴）进行拔罐，拔除病邪，则气血得以正常濡润而病自愈；便秘患者多因气血亏虚、脾胃虚弱导致，宜调和气血及健脾补虚，选择中脘、脾俞、胃俞闪罐或留罐。荨麻疹患者多因营血虚弱，卫外失固，腠理空虚，风邪乘虚侵袭肌肤而引起，治疗时可在病变局部进行刺血拔罐，以祛除风邪，配合曲池、血海可调营扶正，邪气祛除，营卫调和，则病自愈。

7. 拔罐与中药、温热与负压吸拔协同作用

我们创新的中药拔罐，根据中医辨证采用中药散剂加入一定的介质如姜汁、酒或辣椒油等调成水糊状涂在拔罐经络与穴位或部位上后拔罐。中药在局部吸收，通过温热之力在经络与穴位传导渗透，同时负压激发皮肤、毛孔、经络、穴位的经气血脉，可起到中药作用、温热效应及负压吸拔三者的协同作用。药罐的煮沸或加热，对脏腑经络气血凝滞或经脉空虚，有更好的疏通经络、行气活血作用，并加强对皮、脉、肉、筋、骨及脏腑经络温通与促进气血功能，达到平衡阴阳的作用，同时也增加患者的舒适感与轻松感。

第三节　拔罐器具的种类

从罐具来看，在古代的兽角、竹罐、陶罐、金属罐（由于价格贵、传热快易烫伤，临床应用极少）基础上，又增加了玻璃罐、橡皮罐、塑料罐，以及高档树脂罐和穴位吸引器。其中最常用的是玻璃罐和塑料罐。

1. 竹罐

竹罐是用直径 3 ～ 5cm 坚固无损的竹子，制成 6 ～ 8cm 长的竹管，一端留节做底，另一端做罐口，用刀刮去青皮及内膜，制成形如腰鼓的圆筒。用砂纸磨光，使罐口光滑平正。优点：取材较容易（与兽角相比），经济易制，轻巧，不易摔碎。缺点：容易爆裂、漏气，吸附力不大。

2. 陶罐

陶罐是用陶土烧制而成，罐口光滑平正，口圆肚大，其状如瓷鼓，也有"小缸"之称。外层涂上黑釉或黄釉，经窑里烧制的

叫陶瓷火罐。有大、中、小和特小的几种，最大的罐口直径可达10cm以上，小的直径可为1.5cm。优点：吸附力大，易消毒，经济实用，北方农村多喜用之。缺点：容易摔碎、损坏；因其不透明，看不见出血量，故不宜用作血罐。如果不得不用之放血时，应该浅刺为好，以防患者出血过多而晕罐或出血不止。

3. 玻璃罐

玻璃罐是在陶制罐的基础上，改用耐热硬质玻璃烧制而成。其形如球状似笆斗，肚大口小，罐口平滑，边缘略突向外，分1、2、3、4、5五种型号，也可用广口罐头瓶代替。优点：质地清晰透明，使用时可以观察所拔部位皮肤充血、瘀血程度，便于随时掌握情况；罐口光滑，吸拔力好。目前已被人们广泛地应用。

4. 木罐

木罐用圆木切削而制成，普遍用质地较硬的木材为原料，按玻璃罐、陶罐、竹罐式样制作，做好后用植物油浸泡10天左右，擦净晾干即可使用。优点：轻巧，易消毒，能行走罐、闪罐、提罐、转罐等手法，接触皮肤感到柔和。缺点：不透明，不适合做血罐，罐内维持压力时间较短，长期不用或保管不当时易燥裂。

5. 橡胶罐

橡胶罐仿玻璃罐式样、规格，用橡胶制成，属于工业制品。优点：结实，不易损坏，不必备火种及燃料，自身便可形成负压产生吸拔力，便于携带。缺点：负压力不强，无温热感，只能用于吸拔，难以施做其他手法，不能高温消毒。

6. 电罐

电罐是在传统火罐的基础上，依靠电力保持负压和温热的一种改进的新型火罐。罐内装有电阻丝，通电（生活用电）后能达到一定温度，再用抽气装置排空罐内空气产生负压。罐内负压的大小可以调节。优点：较安全，不会烫伤皮肤，温度及负压可控，患者感觉更舒适。缺点：控制装置体积较大，搬运不易，费用较高而且只能用于坐罐，不能做其他手法。

7. 金属罐

金属罐以铜、铁、铝等金属加工制成，尤以铜质为常见。多仿玻璃罐、陶罐等式样。优点：结实，不会损坏，温热效果好，吸拔力强。缺点：传热快，处置不当时易将人烫伤；质重，不宜做手法；需用机床加工，成本高。

8. 代用罐

代用罐是指日常生活中随手可取用的器皿，用于应急，如大罐头瓶、瓷酸奶瓶、茶杯、小酒杯等。用时注意罐口要平滑，并视情况用砂纸打磨后再用。优点：就地取材，可应急需。缺点：随机性大，不好掌握效果。

9. 负压抽气罐

负压抽气罐一种是特制罐具，医药商店有售；另一种是自制罐具，用青、链霉素药瓶或类似小药瓶，将瓶底切去磨平、磨光滑，瓶口的橡胶塞须保留完整，以便于抽气时使用。现有的抽气罐用透明塑料制成，上面加置活塞，便于抽气。优点：轻巧、便携，不易破碎，无烫伤之虑。缺点：无温热感。

10. 其他

另外，目前还出现了多种形式和功能的其他罐具：微型罐，可根据全息论原理，用于头面五官；异形罐，应用于如指、趾、手、足、关节等特殊部位；还有耳道罐、鼻道罐、肛罐等特型罐等新近研制的异形罐具。这类罐具目前虽尚未广泛流传和应用，但因其增加了针对性，所以方便实用、便于操作，能取得很好的疗效。

第四节　拔罐的操作方法

从拔罐的操作方法上看，除了在排气、减低罐内气压上进行了创新，还从简单的留罐法中发展出各种不同的吸拔形式，并且与其他许多疗法都能配合使用（即复合罐法）。

一、按排气法分类

拔罐的操作方法按排气法分类，包括闪火法、投火法、架火法、滴酒法、贴棉法、煮罐法等。

1. 闪火法

用镊子或止血钳夹住一块大小适宜的棉花（也可以用粗铁丝，一头缠绕石棉绳或线带），蘸取适量95%酒精（浸透棉花后再挤干，以不滴落酒精为度），用酒精灯、蜡烛或打火机点燃后，将带有火焰的酒精棒一头往罐底一闪，或在罐内快速绕1～3圈（注意切勿将罐口烧热，以免烫伤皮肤）后，将火退出，吹灭，迅速将罐扣在应拔的部位，即可吸附在皮肤上。优点：当闪动酒精棒时火焰已离开火罐，罐内无火，可避免烫伤，优于投火法。此法因罐内无火，比较安全，是现代最常用的拔罐方法。

2. 投火法

用易燃纸片或酒精棉球，点燃后投入罐内，迅速将罐扣于应拔部位，即可吸附在皮肤上。此法适宜于侧面横拔。初学投火法，还可以在被拔地方放一层湿纸，或涂点水，让其吸收热力，可以保护皮肤。

3. 架火法

用不易燃烧、传热的物体，如瓶盖、小酒盅等（其直径2～3cm，要小于罐口），置于应拔部位，然后将95%酒精棉球置于瓶盖或酒盅内，用火将酒精棉球点燃后，迅速将罐扣上。

4. 滴酒法

用95%酒精或白酒，滴入罐内 1～3 滴（切勿滴酒过多，以免拔罐时流出，烧伤皮肤），将罐子转动一周，使酒精均匀地附着于罐子的内壁上（不要沾罐口），然后用火柴将酒精燃着，将罐口朝下，迅速将其扣于应拔部位。

5. 贴棉法

用大约0.5cm见方的脱脂棉块薄蘸酒精，紧贴在罐内壁的下1/3处，用火将酒精棉点燃后，迅速扣于应拔部位。

6. 煮罐法

此法一般适用于竹罐，即将竹罐倒置在沸水或药液之中，煮沸 1～2 分钟，然后用镊子夹住罐底，颠倒提出水面，甩去水液，趁热按在皮肤上，即能吸住。所用的药液，可根据个人具体病情而定。

以上拔罐法，除闪火法外罐内均有火，故应注意勿灼伤皮肤。

二、按拔罐的形式分类

拔罐的操作方法按拔罐形式分类，包括留罐、摇罐、转罐、走罐、闪罐、熨罐、滚罐、单罐、多罐等。

1. 留罐

留罐又称坐罐，即拔罐后将罐子吸拔留置于施术部位10～15分钟，然后将罐取下。留罐是最常用的一种拔罐方法，一般疾病都可应用，单罐、多罐均可。

2. 摇罐

摇罐是在留罐的基础上，均匀而有节奏地摇动吸拔在皮肤上的罐体，使患者更为放松，有不同程度的舒适感。因均匀摇动，对穴位反复牵拉，增加了刺激量。若用药煮罐吸拔，可持小木棒拨动罐体使其振摇。操作时，先顺时针再逆时针方向，注意力度要以患者能耐受为度。

3. 转罐

转罐是在留罐的基础上，作用较摇罐法要强烈，扭矩较大，以造成更大的牵拉，加强血液流动，增强治疗效果。多用于穴位治疗和局部肌肉放松。正反方向转动，幅度达 90 ～ 180 度。但要严格检查火罐罐口，不可有一点粗糙、豁口，以免割破皮肤。

4. 走罐

走罐亦称推罐，即拔罐前先在所拔部位的皮肤或罐口上，涂一层凡士林等润滑油，再将罐拔住，然后用手握住罐子，向上、下或左、右需要拔的部位往返推动，至所拔部位的皮肤红润、充血或瘀血时，将罐起下。此法用于面积较大、肌肉丰厚的部位，如脊背、腰臀、大腿等部位的酸痛、麻木、风湿痹痛等症。

5. 闪罐

闪罐即将罐拔住后立即起下，如此反复多次地拔起，直至皮肤潮红、充血或瘀血为度。多用于体虚患者或局部皮肤麻木、疼痛及功能减退等疾患。

6. 熨罐

熨罐是在反复闪罐之后，罐体已发热，适时将罐体翻转，以烫手的罐底按到所选部位或穴位上，再迅速抬起罐体，用另一只手掌按压所熨烫部位，这样既保护皮肤，也因按压使热力深透。多用于颈项部、背部、腹部的虚寒证。

7. 滚罐

滚罐与熨罐相似，术者手持罐口，在相应穴位和皮肤上滚动，可以既保持热熨的效果，又有往复挤压运动的作用，较单用熨罐效果更好。可与熨罐交替使用。

8. 单罐

单罐用于病变范围较小或压痛点。可按病变或压痛的范围大小选用适当口径的火罐，如胃病在中脘穴拔罐，冈上肌肌腱炎在肩髃穴拔罐等。

9. 多罐

多罐用于病变范围比较广泛的疾病。可按病变部位的解剖形态等情况，酌量吸拔数个乃至十几个罐。如某一肌束劳损时可按肌束的位置成行排列吸拔多个火罐，称为"排罐法"。治疗某些内脏或器官瘀血时，可按脏器解剖部位的范围在相应的体表部位纵横并列吸拔几个罐子。

三、复合罐法的种类

复合罐法的种类有药罐、针罐、刺络拔罐等。

1. 药罐

药罐是指先在抽气罐内盛贮一定的药液，常为罐子的1/2左右，常用的如生姜汁、辣椒液、风湿酒等，或根据需要配制，然后按抽气罐操作法，抽出空气，使罐吸附在皮肤上。

2. 留针拔罐

留针拔罐简称针罐，即在针刺留针时，将罐拔在以针为中心的部位上5～10分钟，待皮肤潮红、充血或瘀血时，将罐起下，然后将针起出。此法能起到针罐配合的作用。

3. 刺血（刺络）拔罐

刺血（刺络）拔罐即在应拔部位的皮肤消毒后，用三棱针点刺出血或用皮肤针叩打后，再行拔罐，以加强刺血治疗的作用。此法多用于治疗丹毒、扭伤、乳痈等。

第五节 拔罐的现代文献研究与应用

一、拔罐作用及机制研究

中医学认为，罐法的治疗机制为开泄腠理、扶正祛邪，作用途径是皮部 – 孙络 – 络脉 – 经络系统[1]，通过良性刺激，使机体产生自我调整，可行气活血、舒筋通络、消肿止痛、祛风除湿，进而抵抗外邪，保卫机体。拔罐疗法以八纲辨证为依据，运用阴、阳、表、里、寒、热、虚、实八纲对疾病进行辨别，以罐为工具，利用燃火、抽气等方法产生负压，造成局部瘀血，产生刺激和生物学作用，以达到通经活络、行气活血、消肿止痛、祛风散寒等作用[2]。

洪寿海[3]等综述拔罐疗法作用机制的研究，认为拔罐造成自身局部的损伤（罐斑），毛细血管破裂释放出的组胺、5–HT、神经递质随体液流至全身刺激各个器官，可增强其功能活动，提高机体的抵抗力。使用 –0.02 至 –0.05MPa 的负压拔罐可使血流量显著升高，拔罐后血流量随着时间而逐渐降低，到 20 分钟时基本恢复至拔罐前水平[4]。拔罐还能使局部组织的血氧状态发生改变，其中

1 徐洋，黄砚萍，李明珠，等．慢性胃炎的拔罐治疗研究进展［J］．中西医结合护理（中英文），2019，5（3）：85–87.

2 李宝岩，陈以国，曹锐．八纲辨证、经络辨证与拔罐［J］．实用中医内科杂志，2013，27（8）：112–113.

3 洪寿海，刘阳阳，郭义．拔罐疗法作用机理的研究进展［J］．河南中医，2012，32（2）：261–263.

4 田宇瑛，秦丽娜，张维波．不同拔罐负压对皮肤血流量影响的初步观察［J］．针刺研究，2007（3）：184–185.

氧合血红蛋白和脱氧血红蛋白明显增加，并呈现动态变化，即拔罐开始氧合血红蛋白和脱氧血红蛋白含量迅速增加，上升到一定高度后较平稳地维持，起罐后有所下降，但仍然维持在一定高度的曲线变化[1]。也有研究发现拔罐可能通过改变局部的能量代谢而起效[2]。陈勇等[3]研究显示拔罐后穴位局部的能量代谢状态发生了改变，可观察到穴位局部温度、血流灌注量、氧分压有明显的变化。在健康人群取大椎穴拔罐，观察督脉穴表温度变化，拔罐后督脉穴位皮温升高，且5分钟后升高最显著，而后趋于平稳[4]。许培昌等[5]发现玻璃火罐拔罐后局部皮肤温度先降后升，在留罐10分钟后起罐时罐区皮肤温度较拔罐前皮肤温度下降（0.4±0.9）℃，起罐后10分钟比拔罐前罐区皮肤温度升高（0.4±1.1）℃，起罐后10分钟比起罐时罐区皮肤温度升高（0.8±0.9）℃，而对照部位的皮肤温度则持续下降，由此认为局部皮肤温度的变化可能与疗效的产生相关。

我们认为玻璃罐本身罐体的温度与中药竹罐罐体的温度不同

1　张莉，唐丽亭，仝小林，等.拔罐疗法对人体局部血红蛋白的影响及分析［J］.中国针灸，2001（10）：45-47.

2　洪寿海，吴菲，卢轩，等.拔罐疗法作用机制探讨［J］.中国针灸，2011，31（10）：932-934.

3　陈勇，陈波，陈泽林，等.拔罐疗法的临床及其生物学机制研究［J］.世界中医药，2020，15（11）：1643-1650.

4　李超群，孟向文，郭义，等.大椎穴拔罐前后对健康成人膀胱经穴表温度变化影响的研究［J］.针灸临床杂志，2011，27（5）：18-20.

5　许培昌，崔淑丽，胡政伟，等.拔火罐对背痛患者体表皮肤温度影响的初步观察（英文）［J］.World Journal of Acupuncture-Moxibustion，2014，24（4）：59-61.

而导致皮肤温度先降后升，因此中药竹罐温通作用治疗疾病具有优势，对虚寒证患者尤甚。朱光祥等[1]认为中药拔罐疗法的原理主要是温热作用和负压作用。温热作用：温热刺激引起血管扩张，局部血液循环加快，新陈代谢增强，促使代谢产物、毒素等排出；同时改善局部组织的功能活动，强化网状细胞和白细胞的吞噬能力，增强机体耐受性和免疫力。负压作用：在火罐负压吸拔时，皮肤表面溢出大量小气泡，进而致局部组织的气体交换快，皮肤局部毛细血管通透性改变甚至引起毛细血管破裂，血液溢进组织间隙，作为良性刺激可加快机体功能恢复[2]。

二、经络与穴位选择及作用

陆霞燕[3]等拔罐治疗脾胃气虚型胃脘痛，辨证选取上脘、中脘、下脘、关元、脾俞、胃俞、膈俞、肾俞、大肠俞、天枢等穴位，采用中药药酒均匀涂擦后进行拔罐，可使局部皮肤温度升高，毛细血管扩张，血管壁通透性增强，新陈代谢加快，有利于药物有效成分通过经络直达靶位，从而达到祛风散寒、通经活络和行气止痛的效果。李晖[4]采用督脉火罐治疗空调致肩背痛，以督脉为中心，大椎、腰阳关两穴之间拔3～5个罐，罐与罐间隔

1　朱光祥，吕艳，潘红霞，等.恒温温经姜疗联合经络拔罐对脾胃虚寒型胃脘痛病人的影响［J］.护理研究，2019，33（17）：3060-3062.

2　徐倩，熊振芳，周琼，等.中医护理技术在脾胃虚寒型胃脘痛中的应用进展［J］.护理研究，2017，31（32）：4051-4053.

3　陆霞燕，蒙丽，陈如卉，等.中药拔罐联合穴位贴敷在治疗脾胃气虚型胃脘痛中的应用效果分析［J］.当代护士（下旬刊），2016（8）：1-3.

4　李晖.督脉火罐治疗空调致肩背痛28例［J］.中国针灸，2010，30（3）：255.

1.5～2cm；两侧膀胱经以督脉相应穴位为参照并排拔罐，同时可在小肠经的天宗、肩中俞，足少阳胆经的肩井穴上拔罐，局部阿是穴也酌情应用。寒邪袭阳为该病外因，阳气暗耗为其内因。火罐疗法具有温阳散寒、行气活血之力，拔罐部位以督脉为中心，多选用阳经穴位以振奋阳气，攻逐寒邪。肖艳平等[1]采用药竹罐疗法治疗脾胃虚寒型胃脘痛，利用竹罐负压作用使药液渗透入皮，直达病处，同时选取脾俞、胃俞、足三里及中脘等补脾和胃、理气止痛的穴位，通过皮肤→经脉→脏腑的途径，共奏温中健脾、和胃止痛之功。彭天忠[2]等运用拔罐治疗脑卒中后肩痛，采用近部取穴的方法，取患侧肩髃、肩井、肩髎、肩前、臂臑穴等穴位，具有解痉振痿、通络止痛之效；拔罐疗法有助于减轻劳损组织内压，利于药物的渗入，恢复组织损伤，缓解疼痛。药罐治疗中风偏瘫患者以阳经穴为主，也可适当根据上肢经脉循行路线的不同，以达到调阴阳及气血作用[3]。于玉华等[4]选取梁丘、血海、内膝眼、外膝眼、阴陵泉、阳陵泉、足三里等穴位拔罐治疗良性膝关节痛，可起到通经络、行气血及散寒止痛之功。冯卫华等[5]拔药罐治疗腰

1 肖艳平，周元林.药竹罐疗法治疗脾胃虚寒型胃脘痛的疗效观察及护理［J］.护理研究，2011，25（16）：1432-1434.

2 彭天忠，黄学娣.自制金黄膏外敷联合穴位拔罐治疗脑卒中后肩痛的临床疗效［J］.中西医结合心脑血管病杂志，2019，17（4）：599-601.

3 李晶，刘晶晶，张文娟.药罐治疗气虚血瘀型中风偏瘫患者的护理研究进展［J］.健康必读，2019（19）：270-271.

4 于玉华，张晓菊.温针、拔罐、推拿治疗良性膝关节痛60例［J］.针灸临床杂志，1999（5）：37.

5 冯卫华，邵萍.拔药罐治疗腰腿痛的疗效观察［J］.中国继续医学教育，2017，9（36）：108-109.

腿痛，根据患者不同的临床症状，辨证选取主穴（委中、承山、肾俞）及配穴（腰阳关、腰夹脊、大肠俞、阿是穴）进行拔罐；通过对穴位的负压吸引加上活血补肾中药方双重作用深入腠理、脏腑，通过经络作用于身体，达到补肾助阳、温经散寒、活血化瘀、通络止痛之功效；拔罐与药物起到双重作用，共奏补肾助阳、温经散寒、活血化瘀、通络止痛之功效。

方海燕等[1]中药拔罐治疗脾胃气虚型胃脘痛，取足三里、涌泉、三阴交、神阙、背俞穴、大椎、内关、合谷等穴，在拔罐的基础上循经取穴，整体调节人体阴阳，温中散寒、疏肝理气、除湿导滞、补脾健胃、益胃养阴，促进血液循环，达到治疗胃脘痛的目的。陈柘芸等[2]中药拔罐治疗胃脘痛，取中脘、关元、足三里、脾俞、胃俞、肾俞等穴位作为君穴，根据辨证取大椎、肺俞、肝俞、膈俞、大肠俞、上脘、下脘、天枢、气海、血海及阿是穴等诸穴并适当选择一定数量作为臣穴，具健脾胃、调气血之功。石丹梅等[3]经络拔罐治疗脾胃虚弱型胃脘痛，在经络选择上1组经络为督脉与足太阳膀胱经，2组经络为手阳明大肠经、任脉与足阳明胃经。督脉为阳脉之海，总督一身之阳气，具有调节全身阳气、扶正祛邪、温阳通络之功；膀胱经主表，为"六经藩篱"，五脏六腑的背腧穴都位于膀胱经上，刺激膀胱经上背腧穴更能达到调理五脏六腑功能的目的；手阳明大肠经、任脉与足阳明胃经对

1 方海燕，李华.中药拔罐联合穴位贴敷治疗脾胃气虚型胃脘痛［J］.中国临床研究，2019，32（6）：840-843.

2 陈柘芸，潘东洪，吕艳，等.中药拔罐联合恒温雷火灸在胃脘痛护理中的疗效观察［J］.大众科技，2019，21（2）：50-52.

3 石丹梅，陈柘芸，吕艳，等.穴位贴敷联合经络拔罐治疗脾胃虚弱型胃脘痛的效果［J］.循证护理，2017，3（4）：331-333.

脾胃功能具有重要的调节作用，可调整脾胃气血平衡，使虚弱的脾胃得以濡养。朱光祥等[1]经络拔罐治疗脾胃虚寒型胃脘痛，经络选择背部督脉、膀胱经、腹部任脉及脾经和胃经、肾经。该研究采用选择经络，由阳到阴，从上到下，通过经络拔罐作用于皮肤－经络－脏腑，由表及里进行疏通经脉、温经通络，以达到祛湿散寒、调和气血、扶正祛邪的效果。

文献研究显示：①经络、穴位选择：多结合循经取穴和近部取穴法；经络常选择背部督脉、膀胱经与腹部任脉及脾经、胃经、肾经。②也有从辨证取穴的角度进行研究与应用。③中药竹罐治疗脾胃病：我们团队采用多经络交替及取多穴位的方法，能起到多经络、大面积的温通效果及调理五脏六腑功能。

三、拔罐方法

（一）走罐

走罐集温灸、拔罐、刮痧、按摩和药物疗法的功效于一体，通过采用不同手法、不同介质，对经络穴位进行不同方式的刺激，能达到疏通经络脏腑、行气逐瘀、祛邪排毒、通痹止痛、清热消肿的目的，尤其对痛证治疗效果显著。

依据罐体的运动手法，走罐法有推拉、旋、滑等法。推拉罐指移动罐体做直线往返；旋罐指在移动罐体的过程中稍旋转罐体，使罐体运动轨迹呈"～"形；滑罐指在移动罐体的过程中给罐体以上提之力，使罐体轻盈滑动。

---

1 朱光祥，吕艳，潘红霞，等.恒温温经姜疗联合经络拔罐对脾胃虚寒型胃脘痛病人的影响［J］.护理研究，2019，33（17）：3060-3062.

　　依据走罐速度与吸罐力的结合，走罐法包括激发卫气法、调和营血法、营卫双通法等方法。①激发卫气法：卫居浅层属阳，营在深层属阴。卫气具有防御作用；营行脉中，为全身输布营养物质，起滋润濡养作用。操作要领为轻吸快移，快速推拉罐体有按摩和刮痧的作用，可产生温热刺激，临床多用于外感风寒湿邪引起的表证、痹痛等。②调和营血法：操作要领为重吸慢移，可起到祛瘀通脉、拔邪外出、调和脏腑的作用，临床多应用于慢性软组织损伤性疾病及经络不通、营血瘀滞造成脏腑功能失调的病证。③营卫双通法：操作要领为重吸快移，达到营卫双调的效果，临床应用于多种急慢性软组织损伤性疾病和营卫不调的病证。

　　此外，走罐法还包括轻吸慢移法和温熨法等方法。轻吸慢移法常用于走罐开始时，是指走罐起初使肌肤吸附于罐内 2～4mm，移动速度 2～4cm/s。此法作用和缓，刺激温煦，有效地缓解走罐导致的疼痛，提高患者的耐受力。温熨法是将罐体均匀加热后用罐体在所选部位上稍用力按压滚动。此法作用特点是发汗解表、温经散寒。走罐后滚熨罐既有温熨作用，又有往复挤压的运动作用，为走罐的增效手法[1]。

　　黄沂等[2]运用壮药走罐治疗脾胃虚寒型胃脘痛，将药酒均匀涂在穴位皮肤及玻璃火罐口，止血钳夹紧 95% 乙醇棉球点燃在玻璃火罐内环绕一圈，迅速将罐扣在穴位上部皮肤，待罐吸附后，用手扶住玻璃火罐按左项棱穴→左远夹脊穴→左近夹脊穴→龙脊穴

1　李静.走罐法治疗痛证机制及临床疗效分析［J］.中华针灸电子杂志，2013，2（4）：176-178.

2　黄沂，陈柘芸，宁余音，等.壮药走罐配合穴位贴敷对脾胃虚寒型胃脘痛患者的效果［J］.护理学杂志，2016，31（17）：24-26.

→右项棱穴→右近夹脊穴→右远夹脊穴顺序走罐，每次走完一行穴位不留罐，取下火罐重复上述穴位走罐程序走下一行穴位。项棱穴选用 2 号火罐，其他穴位选择 3 号火罐。从上到下走完一行穴位后取下火罐再走下一穴位，走完 1 遍壮医背廊穴后重复按穴位顺序走罐，直至皮肤发红出现瘀点或瘀斑，一般整个走罐过程 10 ～ 15 分钟。每隔 3 天走罐 1 次，2 周为 1 个疗程。

（二）闪罐与留罐

闪罐法是通过反复地拔、起，使皮肤反复地紧、松，反复地充血、不充血、再充血形成物理刺激，对神经和血管有一定的兴奋作用，可增加细胞的通透性，改善局部血液循环及营养供应，适用于较虚弱的病证。留罐法是指将罐吸拔在应拔部位后留置一段时间的拔罐法，可用于拔罐治疗的大部分病症，是最常用的拔罐法。留置时间一般为 10 ～ 15 分钟。

王轻轻等[1]拔罐治疗儿童功能性腹痛，取神阙穴闪罐，中脘穴、气海穴、脾俞、胃俞留罐治疗。具体操作方法：根据患儿年龄、体型胖瘦等选用适当口径且罐口光滑的玻璃火罐，左手持罐，右手持夹 95% 酒精棉球的止血钳，点燃后使火在罐内环绕 1 ～ 2 圈，迅速退出，将火罐在神阙穴闪罐 3 ～ 5 次，中脘穴、气海穴、脾俞、胃俞上分别留罐 5 ～ 10 分钟，至局部皮肤充血，以患儿耐受为度。每天拔罐 1 次，3 天为 1 个疗程，1 个疗程结束后间隔 1 日又开始第 2 个疗程。

1　王轻轻，李梦云，张晓林，等.拔罐治疗儿童功能性腹痛临床疗效观察［J］.广州中医药大学学报，2019，36（11）：1744-1748.

胡茂锐[1]治疗汽车驾驶员腰腿痛，依据疼痛部位、范围及经络走行，行单罐疗法或多罐疗法；疼痛范围较大者，于阿是穴及经络上的穴位处行多罐疗法治疗；采用闪火法，每次 10 ～ 15 分钟，每天 1 次，7 天为 1 个疗程。

顾桂英等[2]采用"循经穴位 + 压痛点"闪火拔罐与熨罐治疗肩背痛，将 10 ～ 12 个大号或中号玻璃火罐以闪火法拔于背部，从大椎沿督脉向下达腰阳关；沿两条足太阳膀胱经向下至腰骶部；从大椎至左右肩峰；由肩井沿肩胛内缘向下至肩胛下角；反复拔罐，以皮肤发红或暗红色为宜，10 ～ 15 分钟；穴位 + 压痛点闪火拔罐：取阿是穴及肩背部风门、肺俞、心俞、膈俞、肝俞、肾俞、肩外俞、大椎、肩井等穴着罐 3 ～ 5 分钟，起罐后利用罐体的热度在皮肤隆起部位熨罐 2 ～ 3 分钟，每周 2 ～ 3 次。

（三）平衡罐

平衡罐是循经拔罐的一种治疗方法，是平衡针灸学的重要组成部分，以阴阳学说为基础，以神经传导学说为途径，以自身的调和为核心，运用不同的拔罐手法作用于人体，能使各经脉气血运行通畅，进而有效地激发督脉及膀胱经经气的一种自然平衡疗法。

黄丽容等[3]采用平衡罐治疗新鲜骨质疏松性椎体压缩性骨折，

1　胡茂锐.拔罐治疗汽车驾驶员腰腿痛 45 例［J］.颈腰痛杂志，2008（4）：377.

2　顾桂英，郭慧敏，邹艳美."循经穴位 + 压痛点"闪火拔罐与熨罐治疗肩背痛随机平行对照研究［J］.实用中医内科杂志，2016，30（12）：115–117.

3　黄丽容，杨原芳，谢春艳.平衡罐辅助治疗对新鲜骨质疏松性椎体压缩性骨折病人疼痛及关节功能的影响［J］.护理研究，2020，34（3）：539–54.

平衡罐操作按照闪罐、揉罐、推罐、抖罐、坐罐依次进行。①闪罐：一个放在患者背部右上方（附分）从上到下（秩边），一个放在患者背部左下方从下至上（顺时针闪罐）。②揉罐：将温热的罐底从背部督脉由上至下（大椎至腰阳关）、远侧膀胱经由上至下（附分至秩边）、近侧膀胱经由上至下（大杼至白环俞）揉罐，循环3个来回。③推罐：在患者背部均匀涂该院伤科油，沿督脉大椎穴至腰阳关穴，向下推罐，再到膀胱经从上至下，推罐3个来回，以皮肤起红晕为度。④抖罐：沿背部两侧膀胱经分别抖罐3个来回，顺序先远侧膀胱经从上至下，后近侧膀胱经分别从上至下抖罐。抖罐结束后用纸巾抹净背部。⑤坐罐：大椎穴留罐1个，两侧膀胱经坐罐，从上至下从大椎穴至腰阳关，留罐时间5分钟。留完罐后操作者双手向下拔动罐体。留罐过程中随时检查罐口吸附情况，局部皮肤紫红为度，若患者感觉疼痛、过紧，应及时起罐。3天治疗1次，共治疗3周。聂旭检[1]用阴阳平衡罐治疗肝气犯胃型胃溃疡，阴阳平衡罐于督脉、膀胱经闪罐4次，沿膀胱经、督脉推罐4个来回，在胃俞、膈俞、肝俞、胆俞等穴位应用闪罐、摇罐等方法，背部督脉、膀胱经留罐6分钟，隔1天治疗1次，连续治疗8周。

（四）中药拔罐

　　近年来药物罐在临床的研究与应用较为广泛。

　　税典奎等[2]采用药物罐治疗脾虚痰湿型功能性消化不良，发现水

1　聂旭检.阴阳平衡罐配合中药治疗肝气犯胃型胃溃疡的临床效果［J］.中医临床研究，2020，12（7）：24-26.

2　税典奎，陈峭，侯秋科.药物罐疗法对脾虚痰湿型功能性消化不良患者的疗效观察及机理探讨［J］.中国中西医结合消化杂志，2014，22（5）：253-256+260.

药罐治疗的临床疗效优于传统的水罐和空罐，提示水药罐中药物具有重要的作用。其操作流程：①医生详细询问患者病情，对患者的病情进行治疗前评估，把握好适应证；②医生向患者阐明治疗的目的、过程，以期配合；③将药装入布袋扎紧袋口，以文火煎煮，煮沸后把竹罐罐口朝下放入药液内同煮沸 3 ～ 5 分钟，当罐内充满沸腾的热药水气时，用镊子迅速取出竹罐，甩净或用干毛巾吸附沸水滴，随即紧扣在上述穴位上，由于罐内负压而使药罐紧紧地附着于体表穴位上，如手法不得当，竹罐松动脱落，可再拔 1 次，然后覆盖床单保温，留罐 10 分钟左右即可起之。每日 1 次，疗程为 3 周。

黄玉玲[1]应用中药拔罐治疗颈肩痛，用纱布包好中药，加适量的水煎沸半小时，将竹罐放入煮沸的药液中煮 5 分钟，待竹罐吸收药物后，处于保温状态，用血管钳将罐口朝下夹出，迅速用干净毛巾捂住罐口，降低罐口温度，趁热迅速将罐口置于穴位上，使之吸牢。根据患者疼痛部位及辨证分型取穴拔罐，留罐 5 ～ 10 分钟。每日 1次，每次取穴 10 ～ 30 穴，7 天为 1 个疗程，共治疗 2 个疗程。

李海强等[2]用瑶医膏药药罐疗法治疗胃食管反流病。①药罐的制作：选用当地 1.5 ～ 5cm 孔径的毛楠竹，制成 8 ～ 10cm 长竹罐，阴干后放入如下药液中浸煮 1 小时后再次阴干备用。②处方：五爪风 50g，石菖蒲 30g，半边枫 30g，八角风 100g，九节风50g。③操作方法：操作者每次以少许膏药，涂敷患者双侧足太阳膀胱经穴位上，以点、按、揉、拨法进行局部按摩操作，每次操

1　黄玉玲 . 药物罐疗法在颈肩痛患者治疗中的应用及其注意事项探讨［J］. 基层医学论坛，2019，23（29）：4254-4255.

2　李海强，贝光明，曾红儒，等 . 瑶医膏药药罐疗法治疗胃食管反流病临床疗效观察［J］. 四川中医，2015，33（1）：163-165.

作 10～15 分钟，至局部有热感后根据拔罐部位选定大小合适的药罐进行拔罐；留罐 10 分钟。每日 1 次，连续治疗 2 周，出院后改为隔日 1 次，门诊继续治疗 2 周。

王耀平等[1]运用中药竹罐治疗颈肩痛，取羌活、独活、防风、没药、乳香、桂枝、伸筋草、细辛各 10g，置于纱布袋中，放入锅内煮 1 小时左右后，将事先制好的口径 1.5～5cm、长度 6～10cm 的竹罐，投入药液同煮 8～10 分钟。将竹罐夹出，迅速甩净余液，蘸凡士林趁热依次循经络拔满疼痛部位，留罐 8～12 分钟。每日 1 次，7 次 1 个疗程。

方海燕等[2]中药拔罐方法选用的药材及其用量：黄芪 35g，白芍 22g，桂枝 18g，干姜 11g，吴茱萸 21g。将上述药材放入容器捣烂，后加入姜汁调成糊状，将温度调到 42～48℃以备治疗时使用。将调制好的药物放在拔罐穴位上，稍蘸无水乙醇，点燃并快速转 3～5 圈让火罐口变热后再环绕 1 圈将罐子扣于放有药糊的穴位，每次选 3～5 个穴位，9～14 分钟后取罐，拔罐后将药糊去除并用被褥盖于患者身上以保温。在 1 个月的治疗周期中共拔 8 次，背部和腹部交替进行。

牛燕霞等[3][4]采用不同剂型特色水药罐治疗椎间盘源性腰痛，

1　王耀平，梁爱明.中药竹罐治疗颈肩痛的效果观察［J］.当代护士（学术版），2010（7）：57.

2　方海燕，李华.中药拔罐联合穴位贴敷治疗脾胃气虚型胃脘痛［J］.中国临床研究，2019，32（6）：840–843.

3　牛燕霞，李建萍，张慧，等.不同剂型特色水药罐治疗椎间盘源性腰痛疗效观察［J］.上海针灸杂志，2015，34（9）：78–80.

4　李建萍，张慧，蔡俊，等.徐中心特色水药罐治疗颈型颈椎病临床研究［Z］.国家科技成果.上海：上海市徐汇区中心医院，2009–04–28.

药罐具体制作过程：将放置 100mL 葡萄糖水或生理盐水的玻璃瓶去底，打磨底口至光滑，并保留瓶口的橡皮盖。将 60mL 药液倒入自制药罐内，先以腰阳关为中心拔 1 个罐（用抽气法抽气 20mL，将药罐吸附于皮肤上），再在这个火罐两旁各拔 1 个罐，共拔 3 个罐，留罐 10 分钟。每日 1 次，5 次为 1 个疗程，疗程间休息 2 天，共治疗 4 个疗程。

朱光祥等[1]运用姜汁经络拔罐治疗脾胃虚寒型胃脘痛患者。①经络选择：第 1 周的第 1 次治疗取背部督脉、膀胱经，第 2 次治疗取腹部任脉、脾经和胃经，第 3 次治疗取下肢脾经、胃经和肾经；第 2 周再依次循环。②将备好的姜汁加热至 39～45℃，在拔罐经络外涂姜汁后，用止血钳夹紧折叠包裹尖端的小方纱，稍蘸 95% 乙醇，点燃后在玻璃火罐口快速旋转 3 圈使得火罐口温热后再立即伸入罐内摇晃数圈，勿触碰内壁，迅速将罐子扣于涂好姜汁的经络上，拔罐后覆盖被褥以保温。③留罐 10 分钟。④取罐：操作者左手轻轻握住罐子向左侧倾斜，其右手中指和食指下压倾斜对侧罐口处，经罐口漏出空隙，即可将玻璃罐取下。取罐时勿硬拉或转动，避免损伤患者的皮肤。⑤每周治疗 3 次，每次拔罐 30 个左右，1 周为 1 个疗程，治疗 2 周。

文献研究显示：①拔罐的方法有走罐、闪罐与留罐，但中药拔罐是现在研究的热点之一；也有采用循经闪罐、穴位着罐、熨罐相结合的方法。②走罐、闪罐与留罐时间多在 10～15 分钟，走罐每隔 3 天走罐 1 次；闪罐与留罐则大多每天拔罐 1 次。③中药竹罐的操作方法有吸附法和闪火法；煮药时间在 3～5 分钟、

1　朱光祥，吕艳，潘红霞，等 . 恒温温经姜疗联合经络拔罐对脾胃虚寒型胃脘痛病人的影响［J］. 护理研究，2019，33（17）：3060-3062.

5～8分钟、8～10分钟；留罐时间多在5～10分钟，最长可达14分钟；拔罐次数多为每天1次，但多经络、多穴位、大面积的中药拔罐每周3次。

四、拔罐补泻方法

陈向红等[1]论述拔罐疗法的补泻方法。通过对罐力方向、吸拔力度和移动速度及频率的把握，使其对机体产生不同方向、不同强度的刺激，从而调动机体气机运行以达到补虚泻实的目的。拔罐作为一种温热性刺激，可以激发人体阳气。所谓补法，就是通过先浅后深、紧按慢推以引阳气深入，补体内阳气之不足（阳下之为补）。从生物力学的角度来看，吸拔力小，罐力向下深按为补法；吸拔力大，罐力向上提拉为泻法。拔罐补泻法的具体操作：将罐体吸拔于腧穴机体之后，手持罐体，垂直按压罐体，使罐力由外部向下向深部渗透，导气内入，调气补虚为补法；手持罐体，向上向外提拉罐体，使罐力由深部向外扩散，引气外出，运气泻实为泻法。①依据《灵枢·终始》"泻者迎之，补者随之"理论，按照经络循行力量向下，拉动频率较慢的顺经走罐为补法；力量向上，拉动频率较快的逆经走罐为泻法。吸附力轻，动作缓和，力量向下向深部渗透，导气内入的为补法，适用于久病、老人、儿童及体质虚弱、病情偏于虚证者；吸拔力重，动作幅度大，力量向上向外拉提扩散，引气外散的为泻法，适用于新病、体壮、病情偏实证者。②在留罐操作中，拔罐时吸拔力较轻，按罐聚气向下内入为补；吸拔力较重，拉罐提气向上外散为泻。③在闪罐

---

1 陈向红，陈泽林，陈波，等.浅论拔罐疗法补泻——推而内之是谓补，动而伸之是谓泻［J］.中国针灸，2018，38（3）：243-244.

操作中，吸拔操作时罐力向下深透，力量小，摆动幅度小的为补；吸拔操作时罐力向上外散，力量大，摆动幅度大的为泻。《灵枢·官能》曰："阴阳皆虚，火自当之。"明代龚居中《红炉点雪》载："虚病得火而壮者，犹火迫水而气升，有温补热益之义也。"故补法操作时，可先将罐体热之微温以加强温补之功，相反在泻法时可不用将罐体加热来进行操作。总而言之，通过对疾病状态的判断而施以相应的补泻手法。补法，罐力向下向深部渗透，推而内之，导气而内入；泻法，罐力向上向外发散，动而伸之，引气而外出。无论补法还是泻法，均是使罐力作用于机体而起到调气的作用，达到补虚泻实的目的。

　　陈勇等[1]从临床及其生物学机制的角度研究补泻方法。①在拔罐操作中，将罐体吸拔于腧穴机体之后，手持罐体垂直按压，使罐力由外部向下向深部渗透，导气内入，调气补虚为补法；而在刺激量上，当吸附力轻，动作缓和，润滑剂相对较多，推拿罐时间长，速度慢，罐口经过处皮肤红润、不出瘀斑时也属于补法。补法适用于久病、老人、儿童及体质羸弱、病情偏于虚证者。②拔罐操作中，手持罐体向上向外提拉，使罐力由深部向外扩散，引气外出，运气泻实为泻法；在拔罐刺激量上，当吸罐深度深，重按急摩，润滑剂相对较少，推拿罐时间短，速度快，罐口下皮肤以明显瘀痕为主时属于泻法。拔罐后在病灶局部的穴位或相应背部腧穴上通过留罐5～10分钟加强刺激量，激发其穴位功能，促进其气血运行，从而有利于病灶局部的疏通，以达到泻实之功用。泻法适用于新病、体壮、中青年及病情偏于实证者。③也可

1　陈勇，陈波，陈泽林，等.拔罐疗法的临床及其生物学机制研究［J］.世界中医药，2020，15（11）：1643-1650.

从拔罐迎随、提压和旋转方向来定补泻。罐法迎泻、随补，当依营卫运行和经脉往来为据，随其循行逆顺来进行走罐。罐法提按补泻方面，补法以重压轻提为主，引导阳气入里；泻法以重提轻压为主，引导邪气外出。罐法旋转补泻方面，拔罐时拇指向前左转时用力重为补，拔罐拇指向后右转时用力重为泻。

潘馨莹等[1]浅析走罐补泻方法的关键因素。①补法：吸附力轻，动作缓和，润滑剂相对较多，走罐时间长，速度慢，罐口经过处以皮肤红润、不出瘀斑为佳。此法适用于久病、老人、儿童及体质羸弱、病情偏于虚证者。《灵枢·官能》有言："阴阳皆虚，火自当之。"龚居中说："虚病得火而壮者，犹火迫水而气升，有温补热益之义也。"故此法应注意操作，可先将罐体烧至微温，加强温补之功。②泻法：吸罐深度深，重按急摩，润滑剂相对较少，走罐时间短，速度快，罐口下皮肤以明显瘀痕为主，走罐后在病灶局部的穴位或相应背部腧穴上通过留罐5～10分钟加强刺激量，激发其穴位功能，促进其气血运行，从而有利于病灶局部的疏通，以达到泻实之功用。此法适用于新病、体壮、中青年及病情偏于实证者。③选择不同性质的介质或应用不同的药物配方，使药物治疗和走罐疗法完美地融合以提高临床疗效。在治疗组织损伤、疼痛等疾病时，选用温性介质的红花油，有活血化瘀、疏通经络的作用，此为泻法的体现。

雷跃[2]在治疗肺气虚弱所致咳嗽时，取麻黄附子细辛汤加白芥子、苍术、艾叶等研末浸酒，涂于大椎、风门至肺俞穴区域行走

1　潘馨莹，陈波，陈泽林，等.浅析走罐补泻的关键因素［J］.上海针灸杂志，2013，32（2）：144-145.

2　雷跃.临床应用药液走罐的体会［J］.中国针灸，1998（3）：49-50.

罐，可温经散寒、宣肺通窍，此为补法的体现。又如姜汁作为介质时，因其本身具有温中散寒作用，可治疗寒湿引起的急性胃肠炎或脾胃虚弱引起的慢性胃肠炎，加肾俞至气海俞，可治疗脾肾阳虚、气虚不固的腹痛泄泻，此亦为补法的体现。

五、拔罐效果与判断

拔罐局部罐痧与机体疾病的发生及病变的程度有密切的关系。陈勇等[1]从"度筋"与辨病的角度考究拔罐效果：人体之象，藏象是根本。陈泽林教授[2]从"象思维"角度提出藏象表现在外的有皮、脉、肉、筋、骨五体之象，而与拔罐密切相关之象是皮象、脉象、筋象及伴随拔罐而出的痧象。皮象有色者或在体表施治吸拔力或摩擦挤压力后所出现的皮象，我们则称之为"痧象"。所谓"筋象"则是筋表露出来的颜色明暗色差、位置深浅、方向偏正、形态粗细曲直、性质急缓软硬、感觉喜按或恶按及温度的寒热温凉等征象。皮象、痧象、筋象可反应病情的寒热虚实及气血阴阳盛衰。"辨象施治"理论就是根据"象"的性质特点与部位，分析病位、病性，确定在脏腑、经络、经筋还是腧穴施以拔罐治疗，以及拔罐的手法和刺激量的大小频率等。具体的察象方法有"度筋诊病"和"察痧辨病"。

1. 度筋诊病

"度筋诊病"应用于拔罐是在"象思维"的基础上揣度测量

1　陈勇，陈波，陈泽林，等.拔罐疗法的临床及其生物学机制研究［J］.世界中医药，2020，15（11）：1643-1650.

2　陈泽林.图解推拿罐疗法［M］.北京：中国医药科技出版社，2017：24-30.

形体、筋骨、经筋以判断机体状态、疾病部位和性质，从而采取相应的治疗。若筋象的异常范围小、硬度表现低，说明病程较短、病邪较浅；若筋象面积大、硬度高，说明病程较长、病邪较深。筋软多属热证，筋硬多属寒证、瘀证。根据"度筋"的表现判断患者的状态及疾病的性质，然后来决定施治原则，施治的手法、时间、疗程等。

2. 察痧辨病

"察痧辨病"是根据拔罐施治后的痧象来进一步判断疾病的部位、性质等，可以为后续的治疗方案及预后提供依据。比如背部心肺对应的位置出痧，说明心肺有问题。一般痧色鲜红，呈点状散痧，颜色浅淡，多为表证，病程短，病情轻；若出痧较多，且点大成块、呈斑片状或瘀块，痧色暗红，多为里证，病程长，病情重。痧色鲜红为热，痧色青暗为寒。鲜红而艳，一般提示阴虚、气阴两虚，阴虚火旺也可出现此印迹。发紫伴有斑块，一般提示寒凝血瘀；呈散紫点、深浅不一，一般提示气滞血瘀，多出现在肝区及胃区；淡紫发青伴有斑块，一般以虚证为主，兼有血瘀，如在两肾处呈现则提示肾虚。

我们从大量的临床应用与观察中发现：①拔罐后的颜色一般有红色、暗红色、紫红色、紫色、黑色等，颜色与疾病的病机有相关性，一般来说拔罐后的颜色愈深，表示身体内寒气、湿气较重，素常容易受凉（寒性体质）、湿热体质的可能性较大等。②罐痧与体内的变化有一定的相关性。罐痧浅或无色表明皮肤表面温度较低，多为内虚寒或内湿邪；罐痧有水气且易起泡则寒湿过重；罐痧紫色斑状说明体内有寒气和凝血、瘀血症状；罐痧散紫点状，颜色深浅不一，多见气滞血瘀证；罐痧鲜艳红色与阴虚内热、气血两亏、体内火气太重等有关；罐痧暗红、紫暗、紫黑提示供血不足，身体里有瘀血或血脂过高，体内有邪火；罐痧有瘙痒预示体内风邪。

第六节　拔罐器具发明与创新

1. 一种浸煮壮医竹罐锅具

该实用新型专利为一种浸煮壮医竹罐锅具[1]（专利号：CN 201921946296.0），包括加热炉、浸煮锅、锅盖、竹罐。加热炉上部设有凸起，浸煮锅下部用过凸起安装在加热炉上部，锅盖安装在浸煮锅上部。浸煮锅内设有多块分隔板，竹罐水平放置在分隔板之间，竹罐共有 2～3 层，每层有 2 排，每排有 5～7 个竹罐。分隔板上设有多道弧形凹槽，弧形凹槽的直径与竹罐的直径相同。该实用新型专利通过分隔板将竹罐压在药液中，使竹罐呈水平放置，可以使竹罐被充分浸湿，提高浸煮的效果，浸煮锅采用砂锅材质，在加热时受热均匀，提高浸煮的效果。

2. 一种壮医竹罐

该实用新型专利为一种壮医竹罐[2]（专利号：CN 20192194 4853.5），包括外罐、内罐。内罐一端设有卡爪，内罐通过卡爪安装在外罐底部，卡爪设有弧形爪和螺杆。弧形爪以螺杆的轴心为圆心，呈圆形矩阵排列；弧形爪一端与螺杆连接，另一端紧贴在外罐的内壁；螺杆通过锁紧螺母与内罐连接。内罐上设有盖体，盖体通过螺纹与内罐连接。该实用新型专利通过使用卡爪将内罐

1　王美全，江洁梅，秦祖杰，等 . 一种浸煮壮医竹罐锅具［P］. 广西壮族自治区：CN 211835287U，2020-11-03.

2　李凤珍，钟丽雁，龙朝阳，等 . 一种壮医竹罐［P］. 广西壮族自治区：CN 211485907U，2020-09-15.

固定在外罐底部，减少外罐的加工工序，从而降低了加工难度和生产成本；内罐内存有海绵，海绵可以吸收储存药液，在进行竹罐治疗时可以有更多的药液渗入人体，提高治疗的效果。

3. 一种带有点火装置的玻璃火罐器

该实用新型专利为一种带有点火装置的玻璃火罐器[1]（专利号：CN 201621312654.9），包括玻璃罐体和设置在玻璃罐体上的点火装置。点火装置包括两块磁石、金属连接杆、点火仓、连接棒及弧形金属挡板。两块磁石为设置在玻璃罐体外部的外磁石和设置在玻璃罐体内部的内磁石，内磁石和外磁石隔着玻璃相互吸引固定在玻璃罐体上，金属连接杆的上端垂直固定连接在所述内磁石上，下端固定连接有所述点火仓。弧形金属挡板通过连接棒设置在所述点火仓的下部。该专利提供的玻璃火罐器结构设计简单合理、操作便捷、安全实用、使用灵活，是一款传承传统玻璃火罐的新型理疗器具，适于广泛推广及使用。

4. 一种陶瓷火罐

该实用新型专利为一种陶瓷火罐[2]（专利号：CN 20182110 5170.6），包含陶瓷罐体、弹簧、灯芯和海绵。陶瓷罐体底部中央内固定设有弹簧；弹簧内设有灯芯，灯芯上端固定设于陶瓷罐体底部内；陶瓷罐体底部内设有海绵，灯芯和弹簧均插设于海绵内；陶瓷罐体前侧外壁上从左到右依次设有食指槽、中指槽和无名指槽；陶瓷罐体后侧外壁上设有拇指槽；调制的药物能够在火罐体

1　刘爽，尹紫薇，姜春燕，等. 一种带有点火装置的玻璃火罐器［P］. 河北：CN 206492048U，2017-09-15

2　李振新. 一种陶瓷火罐［P］. 广西壮族自治区：CN 209172865U，2019-07-30.

内燃烧，有利于提高治疗效果，安全性高。

5. 注药式抽气罐

该实用新型专利为一种注药式抽气罐[1]（专利号：CN 201921634685.X）包括罐体、位于罐体上的抽气管和注药管。抽气管将所述罐体中的气体抽出以形成负压，并由注药管将药液喷洒至罐体开口吸附的皮肤上。该实用工具通过抽气管将罐体中气体抽出，形成负压以带动注药管对拔罐处的皮肤进行洒药，对拔罐部位喷洒药液，并通过负压能够促进瘀血区域对药物的吸收能力，提高拔罐的理疗效果。

6. 一种抽气罐

该实用新型专利为一种抽气罐[2]（专利号：CN 201721727635.7），包括罐体和拔销，罐体顶部设有阀体，拔销的底部设有阀芯，阀芯位于阀体内，罐体设有将拔销／阀芯顶起的驱动器和计时器，驱动器连接拔销／阀芯，驱动器固定于罐体上；计时器用于设定时间，生成倒计时信息，时间达到后向驱动器发送启动指令；驱动器耦接计时器，用于接收启动指令进行活动将拔销／阀芯顶出。其创新点：具有自动定时功能，时间一到抽气罐自动泄气脱落，无需使用者设定时间；完成拔罐自动脱落，无需使用者自己或者请求他人帮助将抽气罐取下，自动完成。

第七节　中药拔罐的创新

中药拔罐是一种常用的中医护理技术，具有简、便、验、廉

1　吕志刚. 注药式抽气罐［P］. 江苏：CN 211157621U，2020-08-04.
2　徐月花，杨湘英，金建芬. 一种抽气罐［P］. 浙江：CN 209187704U，2019-08-02.

等优点，广泛应用于各种急慢性病的治疗，尤其是对于脾胃病采用辨证护理方法取得了良好的疗效。但传统中药拔罐存在诸多的关键技术不足：①玻璃罐与陶瓷罐因冬天寒冷，患者舒适感不强，而拔罐的温通经脉与罐痧效应是取得疗效的关键。②传统的中药拔竹罐煮沸后从锅里取出，将罐口朝下扣在大毛巾上数次，待温度合适即慢慢吸附在患者拔罐部位，如温热度过强容易烫伤或温热度不足又难以吸附。③工作效率较低，需要将罐一个一个地反复取出、扣水及慢慢吸附等。因此，探讨温热安全、简单舒适及节能省力的中药拔罐方法，对提高护理工作效率及患者舒适感、满意度与依从性至关重要。

一、中药拔罐理论创新

（一）创新多经络、多穴位及大面积温通中药拔罐理论

脾胃病患者多虚实夹杂，温热效应是加强中药拔罐温通补虚治疗效果的关键。我们创新中药拔罐是采用拔罐具加热及中药散剂加姜汁、酒或水加热，选择多经络、多穴位及周围皮部大面积拔罐方法，每次拔罐 20 ～ 30 个，能起到多经络、多穴位及大面积皮部 – 经脉 – 穴位一体化疏通，并具有中药、负压吸拔与温热效应三者的协同效应。

（二）制定中药拔罐补泻方法与构建护理方案

脾胃病中医辨证多属寒、热、虚、湿、瘀、实夹杂。因此，制定中药拔罐操作补泻方法与护理方案，对治疗脾胃病复杂的临床病证有重要意义；并且形成其标准操作流程与优化护理方案，使中药拔罐操作更为科学化、规范化及标准化。

1. 中药拔罐具的选择

根据患者中医辨证、体质及病症选择玻璃罐、陶瓷罐、竹筒罐具进行拔罐，玻璃罐采用1、2、3、4号，陶瓷罐及竹筒用大、中、小号罐。①背部及下肢等肌肉丰厚的部位、经络或穴位，选择玻璃罐3～4号及陶瓷或竹筒罐大号拔罐；②胸部、腹部及四肢肌肉较少的部位、经络或穴位，选择玻璃罐1～2号和陶瓷或竹筒罐中、小号拔罐；③补法操作选择偏小罐具，反之泻法操作多选择偏大罐具。

2. 拔罐经络及穴位的选择

以中医藏象理论、辨证理论和经络学说为指导，根据疾病及证候的不同，选择督脉、任脉及足太阳膀胱经为主，脾、胃、肝、胆、肾、肺、心经为臣，从背、腹及四肢等进行辨证选择经络与穴位，采用从上到下及从阳到阴的拔罐方法。

（1）第一次拔罐　选择背部督脉、膀胱经、胆经穴位及周围皮部阿是穴。

（2）第二次拔罐　选择胸腹部任脉与脾、胃经及上肢大肠经、肺经、心经穴位和周围皮部阿是穴。

（3）第三次拔罐　选择下肢膀胱经、胆、脾、胃、肾、肝经及周围皮部阿是穴。

每周拔罐3～4次，如此多经络、多穴位、多部位的大面积循环拔罐，以达到疏通全身经络及调节脏腑功能的作用。

3. 中药拔罐补泻方法创新与得气判断

中药拔罐补泻方法及得气与否，是根据罐具大小、拔罐量、拔罐时间、拔罐力度、拔罐方向、拔罐部位的出痧情况等来区分与判断。

（1）补法方法与得气判断　选择玻璃罐1～3号罐、陶瓷罐与竹筒罐中、小号罐，拔罐量少（罐具偏小及拔罐部位较少），拔罐时间较短（7～9分钟），拔罐力度小，拔罐方向为逆经络方向。得气的判断：拔罐部位出痧少，局部皮肤稍红晕，微微轻松感。

（2）泻法方法与得气判断　选择玻璃罐4～5号罐、陶瓷罐与竹筒罐大号，拔罐量大（罐具偏大及拔罐部位较多），拔罐时间较长（10～13分钟），拔罐力度大，拔罐方向为顺经络方向。得气的判断：拔罐部位出痧较多，局部皮肤色红、紫黑或瘀黑，轻松感较强。

二、中药拔罐操作方法创新

（一）传统中药拔罐方法

传统拔罐采用罐装中药或竹筒罐中药煮沸后进行中药拔罐。玻璃罐或陶瓷罐将适量中药倒在罐内，扣在拔罐部位上，玻璃罐无加热，患者因冬天寒冷或体质虚寒舒服感较差；竹筒拔罐用中药煮沸后从锅里一个一个取出，将罐口朝下扣在大毛巾上数次，待温度合适即刻慢慢吸附在患者拔罐部位，存在容易烫伤、操作耗时及吸附不牢等问题。

（二）拔罐中药制剂创新

传统中药拔罐玻璃罐或真空罐采用中药液盛贮罐内，竹罐采用中药与竹筒罐一起煮沸后拔罐。我们采用中药打碎成散剂，用玻璃罐分装备用。散剂是指一种或数种药物经粉碎、混匀而制成的粉末状制剂，也是古老的剂型之一。散剂的优点是药物成分易析出，易于分散，利于敷布吸收，奏效快，制备方法简便，剂量容易控制，药质比较稳定；至今仍是中医临床常用的治疗剂型。

拔罐时采用中药散剂与姜汁、酒或水等调为糊状外涂，更方便储藏、取用及操作。

（三）中药拔罐方法创新

我们创新中药拔罐是采用玻璃罐及陶瓷罐用 TDP 或拔罐保温车加热，竹筒罐与中药煮沸，再将中药散剂加姜汁、酒或水调为糊状加热涂在拔罐部位，待罐具温度合适后拔罐。拔罐过程中采用加盖大浴巾保持罐具温度及避免寒邪入侵。

1. 玻璃罐拔罐方法

用 TDP 或拔罐保温车加热（43～47℃），将中药散剂液加姜汁、酒或水调为糊状加热（47～50℃）涂在拔罐部位，待玻璃罐温度在43～47℃后拔罐（图4-1）。拔罐过程中在玻璃罐上加盖大浴巾保持温热效果。

2. 陶瓷罐拔罐方法

采用陶瓷罐与中药一起煮沸10分钟，用过滤网勺将陶瓷罐打捞出来，放在有滤水孔的治疗篮上，将中药散剂液加姜汁、酒或水调为糊状加热（47～50℃）涂在拔罐部位，待陶瓷罐温度在43～47℃后拔罐（图4-2）。拔罐过程中在陶瓷罐上加盖大浴巾保持温热效果。陶瓷罐的拔罐效果见图4-3。

3. 竹筒罐拔罐方法

采用竹筒罐与中药一起煮沸10分钟，用过滤网勺将竹筒罐打捞出来，放在有滤水孔的治疗篮上，将中药散剂液加姜汁、酒或水调为糊状加热（47～50℃）涂在拔罐部位，待竹筒温度在43～47℃后用闪火法拔罐（图4-4），闪火拔罐速度快，温度比较恒定，不易下降和烫伤皮肤。拔罐过程中在竹筒上加盖大浴巾保持温热效果。竹筒罐的拔罐效果见图4-5。

三、中药拔罐专利发明与工具创新

1. 拔罐保温车

目前中医玻璃罐拔罐时使用的通用治疗工具车在进行拔罐治疗时，特别是在冬天，罐体过冷会让患者不适，且存在罐体存放无规划、车容量不够用、工具排放凌乱、不方便操作等问题。拔罐保温治疗车（专利号：ZL 201520987425.6）是针对以上问题进行的改良，其车体内设有保温存放槽、已用罐存放槽、工具放置室、材料放置室和物品放置室。创新点：①保温存放槽和已用罐存放槽均设有用于放置拔火罐的活动托架。②保温存放槽的下方设有加热装置，连接温度显示控制面板，用于显示及控制保温存放槽内的温度。③本实用新型保温拔罐治疗车结构简单，功能齐全，能随时提供具有合适温度的拔罐罐体，而且提供有序的物品存储空间，以方便护理人员的操作。

2. 拔罐清洗消毒烘干机

传统玻璃拔罐在清洗拔罐罐具的时候，没有专门的清洗工具，存在消耗大量劳动力、清洗不干净、清洗过程中罐具易破碎等问题。拔罐清洗消毒烘干机（专利号：ZL 201520986776.5）是针对以上问题进行的改良，其包括机壳体、清水槽、清洗消毒槽和消毒液储槽。创新点：①清洗消毒槽的侧边安装有超声波装置及用于对清洗消毒槽进行烘干的烘干红外线装置，清水槽的顶部通过溢流管与清洗消毒槽相连通，清水槽内安装有加热管及可喷射清水的喷嘴，消毒液储槽位于清洗消毒槽的侧边，为了方便观察及控制清洗消毒槽的水位情况，在清洗消毒槽的外侧设有水位开关。②机壳体外侧设有用于与烘干红外线装置、超声波装置、加热管、喷嘴及各种电磁阀进行电连接并实现控制的单片机控制装置。③能解决传统消毒液浸泡和手工清洗的技术问题，具有结构简单、耗电少、去污性强，还可以 360°对器具进行清洗消毒不留死角和器具的破损，能节省大量劳动力，并具有减轻人力清洗罐具的劳动强度、清洗干净、不易破碎等优势。

| 第五章 |
刮痧的起源与创新

第一节　刮痧的起源与历史沿革

刮痧疗法历史悠久，源远流长。该疗法方法独特、器具简单、操作方便、安全可靠、疗效显著，是人类医学史上一种古老而有效的治疗方法，一直广泛流传于民间。

一、远古时期

在远古时期，人类受到各种疾病的侵袭，时常会被毒蛇猛兽所伤，或因时气侵袭而致病，受伤或患病之后，为了自身的生存与健康，不得不在搏斗中自求救护，消除病痛。距今 60 万年前居住在北京周口店一带的"北京人"能制造、使用简单的工具，在生活和生产劳动实践中，发现身体某一部位偶然被石器摩擦或荆棘刺伤出血，但身体另外某个部位的疼痛却意外地得到减轻或消失。久而久之，这种现象经过许多次重复，人们发现刮治可以治疗某种疾病，于是便出现了医疗专用的石刺工具——"砭石"。

二、战国时期

《说文解字》曰："砭，以石刺病也。"砭石的应用最早出现在 20 万年前的石器时代。考古学家发现有关砭石治疗疾病，早在春秋战国时代已有文字记载，据《五十二病方》中记载，砭石的具体运用：一是以砭石直接在皮肤上造成创伤（即刮、刺等），治癫；二是以砭石作热熨，治痔。

《黄帝内经》中记载了五种治疗方法，包括砭石、毒药、灸焫、九针、导引按跷。砭石中又以泗滨砭石疗效为最佳。其中砭石、九针等均与刮痧疗法的源流有紧密的联系。《灵枢·九针十二原》有关九针的使用论述中，关于圆针的记载有"长一寸六分""针如卵形，揩摩分间，不得伤肌肉，以泻分气"。故"病在分肉间，取以圆针于病所"（《灵枢·官针》）。说明古代圆针主要用于皮肤表面的按压，与现代刮痧的按法相似。

三、元朝时期

元代医学家危亦林在1377年所撰《世医得效方》是我国古代重要的医学著作，对医学各科均有论述，其中对骨伤科的贡献最大。书中较早记载了刮痧疗法："治痧证，但用苎麻蘸水，于颈项、两肘臂、两膝腕等处戛掠，见得血凝皮肤中，红点如粟粒状……此皆使皮肤腠理开发松利，诚不药之良法也。"元代汪汝懋《山居四要》中关于绞肠痧的治疗记载有"以香油汤拍两小臂及脚心，苎绳刮起红紫泡"，说明其治疗沙病也是对局部的皮肤采用绳擦法，但该法将香油作为润滑剂，并刮到"起红紫泡"为止。此方法是能造成皮肤痧点或痧斑的外治法，其实也属于刮法，这奠定了此后刮痧法的基础。

四、明朝时期

明代刮痧疗法有多种改进之处，并以麻弓代替手持麻绳刮痧。明代万全《万氏家传保命歌括》记载："用苎麻作弓，蘸热水于遍身刮之。"即用苎麻为弦做一小弓，用于刮擦。虞抟《医学正传》

谓刮、放、焠"诸法，皆能使腠理开通，血气舒畅而愈"。

明代著名医家张介宾不但重视民间的刮痧疗法，而且将刮痧收集于自己的著作，给予充分的肯定，且探讨了刮痧可治愈诸种疾病的机制。《景岳全书·杂证谟·霍乱》言："今东南人有括沙之法，以治心腹急痛，盖使寒随血聚，则邪达于外而脏气始安，此亦出血之意也。"书中还详细记载了用瓷碗边缘蘸香油刮背法治疗绞肠痧的过程，"乃两手覆执其碗，于病者背心轻轻向下刮之，以渐加重"。

"向予荆人，年及四旬，于八月终初寒之时，偶因暴雨后中阴寒沙毒之气，忽于二鼓时，上为呕恶，下为胸腹绞痛，势不可当。时值暮夜，药饵不及……危在刻矣。"对此急症，又知药饵不及之时刻，张介宾想到民间秘传的刮痧疗法："余忽忆先年曾得秘传刮痧法，乃择一光滑细口瓷碗，别用热汤一钟，入香油一二匙，却将碗口蘸油汤内，令其暖而且滑，乃两手覆执其碗，于病者背心轻轻向下刮之，以渐加重。碗干而寒，则再浸再刮，良久，觉胸中胀滞渐有下行之意，稍见宽舒，始能出声。顷之，忽腹中大响，遂大泻如倾，其痛遂减，幸而得活。"这是张介宾医疗生涯中运用民间广为流传的刮痧法治疗心腹痛获得良好疗效的一例，令其十分满意。因此，他探讨了刮痧疗法的理论机制问题，其研究与看法对刮痧疗法在医学界的地位影响更是十分深刻。他"细究其义，盖以五脏之系，咸附于背，故向下刮之，则邪气亦随而降。毒气上行则逆，下行则顺，改逆为顺，所以得愈。虽近有两臂刮痧之法，亦能治愈痛，然毒深病急者，非治背不可也"。张介宾悟出了刮痧疗法的疗效理论与手法部位的关系，其理论观点为后来者所借鉴。

明代后期，刮痧疗法已扩大应用于外感风寒。《本草纲目》记载："今俗病风寒者，皆以麻及桃柳枝刮其遍身，亦曰刮沙，盖始于刮'沙病'也。"这里的刮痧工具用麻及桃柳枝。刮伤及皮肤，自然会产生疼痛，甚至使人汗出，故可驱除风寒。

五、清朝时期

至清代，嘉兴医家郭志邃（字右陶）于 1676 年在前人经验总结与个人多年实践的基础上，认为痧胀发病广泛，传变迅速，甚至治有不当而命在须臾，故创造性地编撰完成一部著称于世的《痧胀玉衡》。该书被视为刮痧的专著，其对刮痧疗法进行了较为系统的论述，也对刮痧疗法治疗痧胀等疾病的适应证及疗效给予了充分的肯定。

六、现代时期

刮痧不但走进寻常百姓家，成为家庭保健的良方，还进入社区、保健美容场所和医疗机构，成为深受欢迎的中医外治法之一。近些年来，众多的医务工作者、科技工作者及其他有识之士，为发掘弘扬刮痧疗法作了许多贡献，并从刮痧理论、技法及工具等方面进行了改良与创新。

我国台湾省预防医学专家吕季儒教授从民间流传的刮痧疗法中受到启发，经过深入研究和实践，将刮痧方法和中医经络腧穴知识结合起来，变民间的传统刮痧为现代循经取穴的科学刮痧，使经络和腧穴的微循环得以改善，起到调血行气、疏通经络、活血祛瘀的作用，同时使病变器官、细胞得以营养，从而恢复人体自身的愈病能力。在很多常见病甚至急重病和疑难病的治疗中，现代循经取穴刮痧均取得了立竿见影的疗效。

杨金生教授结合自己多年从事刮痧治疗和临床教学的经验，

吸取了现代刮痧的新思路，总结出"点－线－面－位"四维一体的医疗刮痧理念。该法融预防、治疗、保健于一体，针对日益增多的慢性病、疑难病，采用辨证施治，刮拭有关经络腧穴，效果显著。其独特的治疗方式已为广大医务工作者及民众所认可。

张秀勤教授在30年刮痧疗法的临床工作和研究中，不断汲取民间刮痧、经络刮痧的精华，将生物全息理论应用于刮痧疗法而创新为全息刮痧法，使刮痧疗法更简便易行，效果显著。在不断地临床实践中，张秀勤教授发现刮痧疗法不但能治疗疾病，还能诊测健康、预防保健和养颜美容；遂精研刮痧之术，改进刮拭手法，总结创新出舒适减痛的躯干四肢刮痧术，美白祛斑不留痕、具有微整形效果的面部美容刮痧术和四两拨千斤的手足头全息三维精细刮痧术。她将刮痧疗法的临床作用细化为"诊断、治疗、保健、美容"四个系列，总结出各自的理法方术。如今的刮痧疗法适应现代人的体质特点和需求，集诊断、治疗、防病、美容于一体，特别是中医辨证刮痧，可以针对个体差异选择刮拭部位和刮拭手法，将过去千人一方、前后一法的传统刮痧变为中医精准辨证刮痧，极大地提高了疗效。

李道政先生开创的李氏砭法即虎符铜砭刮痧，是根据中医辨证，以"通论"为刮痧治疗的基石，提出在治病的过程中以通为治、以通为补、以通为泻，所有治疗的着眼点都放在疏通的基本治法上，无论治病采用六经辨证还是八纲辨证，要解决寒、热、温、凉、虚、实、表、里，首先考虑药性的归经，但归经的前提是经络得通，如不通药物或中医外治方式都不能达到效果。此外李氏还独创整体论、肝胆论、脊柱中心理论、全息理论、徐而和论、黏谷论、四井排毒论，每一条理论都经过无数次临床验证，明确高效。刮痧器具是中医刮痧技术的重要因素，不同的刮痧器具有不一样的刮痧效果，虎符铜砭是当代刮痧技术的一个创举，因为传统常用的牛角和砭石现在基本上已经不存在。目前李氏铜砭刮痧法已广泛地应用于医院、养生馆及社区的治疗与养生保健。

　　刮痧作为传统医疗方法，是中国古代劳动人民在同疾病作斗争的过程中逐渐摸索出来的治疗疾病的有效方法。刮痧使体内的痧毒即体内的病理产物得以排出，从而达到治疗疾病的目的。现今以中医理论为指导的刮痧法治疗避免了民间刮痧的盲目性、局限性，其学术流派众多，刮痧的器具也在临床应用中不断创新与发展。

第二节　刮痧疗法理论依据及作用机制

一、刮痧疗法的理论依据

1. 以中医脏腑学说理论为基础

　　《灵枢·本脏》云："视其外应，以知其内脏，则知所病矣。"疾病的治疗皆本于脏腑，一切从脏腑出发，是刮痧治病所遵循的基本准则，也是刮痧疗法的理论基础，辨证论治离不开脏腑。刮痧作用于体表，通过刺激反应点，使痧痕透泄病邪于外，借助经络和神经的传导和反射作用而传导于内，应之内脏，使失调的脏腑生理功能得以恢复正常，其病自愈。

2. 以中医经络学说理论为指导

　　《灵枢·刺节真邪》云："用针者，必先察其经络之虚实，切而循之，按而弹之，视其应动者，乃后取之而下之。"《灵枢·官能》又指出："察其所痛，左右上下，知其寒温，何经所在。"这都是针灸医家在临床中必须遵循的治疗准则。刮痧疗法亦不例外，亦应以中医经络理论为依据。取穴或取相应部位刮治，都离不开经络，故循经取穴、察虚实、视应动、知寒温、明经络都是刮痧治病取穴施治的基本准则。

3. 皮部论

皮部是刮痧治病的着眼点，刮痧疗法通过施治于人体之体表皮部来达到治病目的。传统的针灸医家在应用经络诊治疾病时重在取相应经脉的穴位，而刮痧疗法则重在穴位的皮部。因为穴位代表的并不是一个点，而是一个面，确切地说是一个立体的部位，这也同样是皮部的表现。经络、穴位特定部位的反应点与疾病的发生、转归具有相关性，除正规穴位（经穴）外，常可发现阿是穴（无定位，随处皆可出现），然而"穴"也随之变动，而这微妙的变动很少会离开相应的皮部，一般是在该经脉相应的皮部范围内变动。通过诊察皮部以确定反应的穴位，从而判断变动的经脉；加之刮痧疗法作用面积大，往往不是一个穴位，而是几个腧穴的综合效应，即使变动也不离其中。其一，病理性反应点（即痧象）皆出现在相应之皮部（尤背部为多见），取其施治则恰切其病；其二，所谓阿是穴，按其皮部有压痛点即是；其三：凡本脏腑和本经络之病变，皮色变异（即痧象）皆不离本脏腑经络之面（皮部）也；其四，凡此四者总不离皮部之范围。所以说皮部是刮痧疗法的着眼点，其道理亦在于此。

《素问·皮部论》云："欲知皮部以经脉为纪者，诸经皆然。""凡十二经络脉者，皮之部也。"说明皮部者，皆本源于十二经脉，是诸经在外之应也。《素问·皮部论》亦云："皮有分部，脉有经纪…… 其所生病各异，别其分部，左右上下，阴阳所在，病之始终""故皮者有分部。"人体十二经脉连接内外，内连脏腑，外络肢节，贯穿一体。每经各有其循行分布区域所属，故十二经脉之外应必有十二皮部，十二皮部的划分是以十二经脉的循行分布区域为依据的，即十二经脉都各有分支之络，这些络脉浮行于人体之体表皮部。因此十二皮部也就是十二经脉的反应区。脏腑经络的病变，可以在人体相应的皮部反映出来，如面部是肺胃经的皮部，阴部是肝肾经的皮部，胁部为肝胆经的皮部，背腰部是膀胱经的皮部，胸腹部是肾胃经的皮部等。人体体表之皮部按十二经脉循行分布之部位划分为十二皮部，又因为皮肤（皮部）是"卫气之所留止，邪气之所客也，针石缘而去之"，"审察卫气，为百病母"。因此在人体生理、病理状态下和治疗过程中，皮部有着十分重要的作用。

二、刮痧疗法的作用机制

1. 调理气血，疏通经络

中医学认为，人体内外相互联系，而相互联系的纽带就是经络和气血。气血是构成人体和维持人体生命活动的精微物质，气血在脏腑内生成，既是脏腑功能活动的产物，又可供养脏腑进行功能活动。经脉通畅，则"通而不痛"，通过对体表经脉、皮部的刮拭，可促进气血生成，引导气血通行经脉，输布内外，温煦组织皮毛，濡养脏腑器官，达到扶正祛邪之功效[1]。刮痧疗法重在以通为用，止痛效应立竿见影，其中刮痧介质的祛邪止痛作用也不容忽视。

2. 祛除病邪，排除毒素

中医学认为，外感六淫、疫疠之气等外感疾病因素，或七情内伤、宿食痰饮、瘀血等内伤疾病因素，致邪气阻滞经脉，进而

1　徐鸣曙，陈春艳，施茵. 循经刮痧疗法［M］. 北京：中国中医药出版社，2016.

产生离经之血，可致疾病发生。刮痧疗法通过刮拭方法和补泻手法的不同，开泄毛孔，有效祛除侵入经络的外邪，治疗外感病；也可疏通经络，消除阻滞于经络间的气血，引导体内毒素、瘀血通过经脉，以出痧的形式排出体外，减少有害物质的蓄积，用以缓解病痛[1]。在活血化瘀方面，刮痧疗法的疗效尤为显著。当今许多疾病的治疗，刮痧疗法虽然不是首选，但配合使用则可提高疾病的自愈能力，有利于康复。

3. 呈现病原，协助诊断

中医学的理论是经历代医家大量实践后总结出的规律，"有诸内必形之于外"正是中医整体观念的一种体现。"病之于内，必形之于外"，五脏六腑之疾，可通过脏腑经络反映于体表而出现阳性反应。临床上在某些部位或阳性反应的部位进行刮痧治疗，出现明显的如粟粒状的"痧象"，颜色多为深红色或紫红色。出痧后，阳性反应逐渐消退，病痛也随之减轻或消除。在"经络内联脏腑，外络四肢百骸"的理论指导下，根据出痧的部位可协助诊断相应的经络循行脏腑或器官的病证。如背俞穴中脾俞、胃俞，腹部中脘等穴出痧明显，可协助诊断为脾胃疾患。若在胃俞穴周围有阳性反应或明显压痛，结合临床，有必要做进一步检查和治疗，如能熟练掌握痧象经络辨证，刮痧前后仔细地望、触、循摸，就能查找出疾病的蛛丝马迹而辨证施治。

4. 平衡阴阳，调理脏腑

中医学认为，阴阳失调是疾病的基本病机，所谓平衡阴阳是针对机体阴阳盛衰的变化，损其有余即"实者泻之"，或补其不足即"虚者补之"。刮痧是调整阴阳平衡的方法之一，尤其擅长"实

---

1 程爵棠，程功文. 刮痧疗法治百病［M］. 北京：人民军医出版社，2013.

者泻之"，消除瘀血，祛瘀生新，达到"以平为期""阴平阳秘"的正常状态。刮痧对内脏功能有明显的平衡阴阳作用。如肠蠕动亢进者，在腹部和背部等处进行刮痧，可使亢进者受到抑制而恢复正常；反之，肠蠕动功能减退者，则可促进其蠕动恢复正常。这说明刮痧可以改善和调整脏腑功能，使脏腑阴阳得以平衡，且可以根据机体的不同状态，起到双向调节作用。

5. 健体强身，防病保健

　　人之所以得病，是人正气虚、邪气盛，邪气乘虚而入，即《素问·评热病论》所云"邪之所凑，其气必虚"。刮痧疗法通过经常刺激机体的特定部位使气血通畅，虚衰的脏腑功能得以鼓舞，加强机体祛除病邪之力，使邪祛而正安，从而达到健体强身、预防疾病的目的 [1]。防病保健则是中医学"治未病"思想的具体实践。保健刮痧符合中医学"未病先防，既病防变"的思想，就是在未病之前用刮痧疗法来防病、保健，通过保健刮痧使"正气存内，邪不可干"，可大大减少疾病发生的机会。

6. 养颜美体，延缓衰老

　　面部刮痧可以促进面部气血流通顺畅，而达到通经脉、调气血的作用，加之对人体全方位的调整，尽显气血之色。坚持面部美容刮痧，可以延缓面部皮肤老化，使面部皮肤润泽细腻；同时美容刮痧疗法可清除局部有害物质，防衰除皱，还可防治黄褐斑、青春痘等面部皮肤病。近年来，刮痧疗法还被应用于减肥瘦身等领域，具有良好的效果。

1　张秀勤，郝万山. 全息经络刮痧宝典［M］. 北京：北京出版集团公司北京出版社，2020.

第三节 刮痧板种类与介质

一、刮痧工具

（一）刮具材质

刮痧疗法的刮具制造简单，取材方便，也很经济。制造的材料最常用的有棉线、木质、竹质、药材（如沉香木、檀香木和水牛角等）、银、铜、陶瓷、贝壳等材料。

（二）刮具种类

历代所用刮具种类甚多，最初在春秋战国时期用石头打磨器具，到汉代用陶土制成器具，唐、宋、元、明、清到民国年间刮痧器具慢慢多样化，用铜器、银器、沉香木、檀香木、水牛角、贝壳等制作刮具。在民间常用棉纱、银圆、铜钱、木梳背、陶瓷、调羹等便于取材的生活用品用于刮痧。随着时代的发展，很多刮具已被淘汰，有少部分沿用至今，亦有发明创造新型刮具。由于刮痧部位不同，对刮具也有不同要求。常用的刮具有以下几种：

1. 植物团

目前已很少使用，但在民间一些偏僻地区，一时找不到其他刮具时，可作应急之需。常用八棱麻取麻的茎皮粗糙纤维部分，然后捏成一团，使之柔软而具有弹性；丝瓜络，选用老丝瓜除去壳、果肉、仔，剩下丝瓜的脉络即可用。一般植物团刮具适用于人体肌肉薄弱处，如肋间骨区等部位。

2. 贝壳

通常居住在沿海或湖泊地区的渔民采用此类刮痧工具。选取大小不一，多由边缘光滑或磨成钝圆形的贝壳制作而成。

3. 棉纱线团

一般取纯棉纱线或较长头发，揉成一团即可使用。棉纱线团多用于儿童或头面部等皮肤较薄弱的部位。

4. 硬币

一般选用边缘较厚、没有残缺的大铜钱或铜板，边缘太薄、太锋利的易刮破皮肤。通常分铜币、铝币2种。铜币为古铜钱、铜板，取材、携带比较方便。铝币分角币、分币，为近代较常用的一种刮痧工具，取材方便。如用分币，因边有齿痕，刮痧手法要特别轻，以防刮破皮肤。硬币刮具，握持面小，不利于操作者用力，多适用于小面积，如腘窝、肘窝等部位，其他部位的亦可酌情使用。

5. 木竹质刮板

此刮板适用于人体各部位。要选取便于握持的，质地较硬、坚韧，边缘圆润、光滑，边角圆滑的。取中药材木质，如具有抗菌效能、清神理气、止咳化痰、暖胃温脾、通气定痛作用的沉香木，或有着消炎、抗菌、镇咳、祛痰、镇静、安神功效的檀香木制成的刮板更佳。中药材木质刮痧板需以患者疾病的性质取材，如温胜的则取温热类药材，热胜则选寒凉类药材等。

6. 动物角质刮板

此种刮板为目前最常用刮痧板，有羚羊角、水牛角等，尤以水牛角为常用。用角质制成的刮板，边缘光滑、圆润的即可。具体规格可根据刮拭部位不同，制成不同弧度、厚薄及大小不一的刮板，施于人体，对各部位能曲尽其妙。角质刮板具有清热解毒且不导电、不传热等特点。

7. 石质刮板

有砭石、玉石等，是目前使用较为广泛的刮板。砭石刮板质地光滑细腻，作用于人体有非常舒服的感觉，不需要润滑油等介质，作用于皮肤无不适反应。玉石含有人体所需的多种微量元素，有滋阴清热、养神宁志、健身祛病的作用。玉质刮痧板有助于行气活血、疏通经络而无副作用。

8. 代用刮具

根据取材方便的原则，一般常用取代物有边缘较厚而光滑且无破损的瓷类，如瓷碗、瓷杯、小瓷盘、汤匙等；医院药房取药片、药粉用的药匙；有机化玻璃组扣等。以上均为较常用而理想的刮痧工具，且取材方便，消毒处理容易，不易破损，便于捏拿。可根据人体不同部位而选择相应的、大小合适的代用刮具。

9. 手指

此法主要用于撮痧。医者以手指代刮具，即以手指相对用力，做捏、挤、提、点、按等动作。

10. 针具

一般用于挑痧、放痧。圆铜针、棉线针、三棱针等针具均可，要质地坚硬，尖部锋利、无锈、无弯曲。

以上刮具一般无严格要求，便于操作和适用即可，可因地、因人、因材而异选用。一般民间多用硬币或代用刮具，医疗部门多用水牛角刮板，或自行特制的铜质、银质刮板，渔民多用贝壳，山区多用木竹质刮板等。

二、刮痧介质

在进行刮痧操作时，要选用介质作润滑剂，一是便于施术操作，二是避免损伤皮肤，三是用药类介质还可增强治疗效果。通常使用的介质可分为液体、固体、药剂等 3 种。

1. 液体

选用能起润滑作用的液体，艾草油、橄榄油、香油、茶油、蒸馏水、凉开水等。

2. 固体

选用质地质软、细腻的软质固体，凡士林、面霜、板油等。

3. 药剂

根据病情，可选用一些中草药制剂。

三、刮痧板的保养

刮痧板使用后应当用清水、肥皂水或医用酒精清洁，并马上用干纸巾拭干。保养刮痧板，是为了防止刮痧板裂口、弯曲、污染等。水牛角的刮痧板应置于阴凉湿润处，必要时可在刮痧板上涂一层食用油或刮痧疏经活血剂，用纸袋或塑料袋密封保存。不可长时间暴晒、风吹、雨淋，否则易于出现折断、弯曲或干裂等现象。玉石和砭石材质的刮痧板，要注意防止碰撞，以免破裂或折断。

第四节　刮痧方法

刮痧方法即刮痧操作手法，根据临床应用的不同可分为直接刮法和间接刮法；根据力量大小可分为轻刮法和重刮法；根据移动速度分为快刮法、慢刮法和颤刮法；根据刮拭的方向分为直线刮法、弧线刮法、逆刮法、旋刮法及推刮法；根据刮痧板接触体表部位分为摩擦法、梳刮法、点压法、按揉法、角刮法和边刮法等。根据病情需要选择相应的刮痧操作手法，是达到刮痧治疗效果的关键。不同的疾病和病情、不同的刮治部位要选择相应的操作手法，才能发挥刮痧治病的最好治疗作用。

一、根据临床应用的不同分类

1. 直接刮法

刮者在患者皮肤上涂抹刮痧介质，手持刮痧工具，直接在患者皮肤上进行刮拭，以皮肤出现红紫，患者自觉症状减轻即可。

2. 间接刮法

先在患者要刮部位放一层薄布类物品，然后再用刮痧工具在布上进行刮动。此法适用于 3 岁以下婴幼儿患者高热或中枢系统感染伴有抽搐者。

二、根据力量大小分类

1. 轻刮法

刮痧时刮痧板接触皮肤下压刮拭的力量小，被刮者无疼痛及其他不适感觉。轻刮后皮肤仅出现微红，无瘀斑。此法宜用于老年体弱者及虚证患者。

2. 重刮法

刮痧时刮痧板接触皮肤下压刮拭的力量较大，以患者能承受为度。此法宜用于腰背部脊柱双侧、下肢软组织较丰富处，青壮年体质较强者及实证、热证患者。

三、根据移动速度分类

1. 快刮法

刮拭的频率在 30 次 / 分以上。此法宜用于体质强壮者，主要用于刮拭背部、四肢及辨证属于急性、外感病证的患者。

2. 慢刮法

刮拭的频率在 30 次 / 分以内。此法宜用于体质虚弱者，主要用于刮拭头面部、胸部、腹部、下肢内侧等部位及辨证属于慢性、体虚内伤病证的患者。

3. 颤刮法

用刮痧板的边角与体表接触，向下按压，并做快速有节奏的颤动，100 次 / 分以上；或在颤动时逐渐移动刮痧板。此法宜用于痉挛性疼痛的病证，如胁痛、胃痛、小腹痛和小腿抽筋等。

四、根据刮拭方向分类

1. 直线刮法

直线刮法又称直板刮法。用刮痧板在人体体表进行有一定长度的直线刮。此法宜用于身体比较平坦的部位。如背部、胸腹部、四肢部位。

2. 弧线刮法

刮拭方向呈弧线形，刮拭后体表出现弧线形的痧痕，操作时刮痧方向多循肌肉走行或骨骼结构特点而定。此法宜用于胸背部肋间隙、肩关节和膝关节周围等部位。

3. 逆刮法

逆刮法指与常规的刮拭方向相反，从远心端开始向近心端方向刮拭。此法宜用于下肢静脉曲张、下肢水肿患者或按常规方向刮痧效果不理想的部位。

4. 旋转法

刮痧时做有规律的顺时针、逆时针方向旋转刮拭，力量适中，不快不慢，有节奏感。此法宜用于腹部肚脐周围、女性乳房周围和膝关节髌骨周围。

5. 推刮法

刮痧时，刮拭的方向与术者站立位置的方向相反。如术者在患者的右侧前方，刮拭患者左侧颈肩部时，宜采用此法。

五、根据刮病板接触体表部位分类

1. 摩擦法

将刮痧板与皮肤直接紧贴，或隔衣布进行有规律的旋转移动，或直线式往返移动，使皮肤产生热感。此法宜用于麻木、发凉或绵绵隐痛的部位，如肩胛内侧、腰部和腹部，也可用于刮痧前使患者放松。

2. 梳刮法

使用刮痧板或刮痧梳，从前额发际处及双侧太阳穴处向后发际处做有规律的单方向刮拭，刮痧板或刮痧梳与头皮呈45°角，动作宜轻柔，如梳头状，故名梳刮法。此法宜用于头痛、头晕、疲劳、失眠和精神紧张等。

3. 点压法

点压法又称点穴手法。用刮痧板的边角直接点压穴位，力量逐渐加重，以患者能承受为度。保持数秒后快速抬起，重复操作5～10次。此法宜用于肌肉丰满处的穴位，或刮痧力量不能深达，或不宜直接刮拭的骨骼关节凹陷部位，如环跳、委中、犊鼻、水沟和背部脊柱棘突之间等。

4. 按揉法

刮痧板在体表经络穴位处做点压按揉，点下后做往返来回或顺逆旋转。操作时刮痧板应紧贴皮肤而不移动。每分钟按揉50～100次。此法宜用于太阳、曲池、足三里、内关、太冲、涌泉、三阴交等穴位。

5. 角刮法

使用角形刮痧板或使刮痧板的棱角接触皮肤，与体表成45°

角，自上而下或由里向外刮拭。手法要灵活，不宜生硬，避免用力过猛而损伤皮肤。此法宜用于四肢关节、脊柱双侧经筋部位、骨突周围或肩部穴位，如风池、内关、合谷、中府等。

6. 边挂法

将刮痧板的长条棱边与体表接触成45°角进行刮拭。此法宜用于大面积部位刮拭，如腹部、背部和下肢等。

第五节　刮痧的现代文献研究与应用

一、刮痧作用及机制研究

何娜等[1]总结刮痧疗法治疗原发性高血压的研究，并概述刮痧的中医机制。①调和阴阳，行气调血：中医学认为，气血阴阳失和、脏腑功能失调为疾病的一般病机。刮痧疗法通过刺激体表腧穴，调整机体的阴阳平衡，达到"阴平阳秘，精神乃治"的状态，使生理功能恢复正常，从而使人体痊愈。②疏经通络，活血化瘀：刮痧不仅可刺激经脉使其通畅，还可使浅表络脉扩张充血，加强局部的血液循环，而且调节了脏腑经脉功能，使经脉通利，气血畅行，疼痛解除。③扶正祛邪，解表退热：通过刮拭刺激经络穴位，达到疏通经络、调和气血、清热解毒的退热效果。冯晓纯等[2]通过临床观察发现刮拭大椎穴及膀胱经相关穴位能够振奋阳气、解表祛邪，在清外感表热的同时也能够清里热。王皖

1　何娜，李林森.刮痧疗法治疗原发性高血压的研究概况［J］.中国民族民间医药，2018，27（24）：53–55.

2　冯晓纯，冯晓娜，张强，等.刮痧治疗小儿外感发热［J］.吉林中医药，2014（5）：486–488.

军等[1]以中医脏腑经络腧穴学说、阴阳学说、瘀毒学说等理论体系为依据，在人体经络循行部位涂上介质并予以刮痧治疗，使皮肤局部出现痧象，具有泄脏腑浊气于外，宣畅全身气血于内的作用。此外，刮痧器具为干预疾病的关键内容，银质刮痧用具有良好的导热性，通过银器械的传导作用，热能可传至深层的病变组织且向周围组织扩散，从而形成直达病处的热效应。使用银质器械透热治疗，可消除无菌性炎症、调节局部的血液循环、松解肌肉痉挛，起到镇静止痛的效果。于素梅[2]研究认为，通过刮痧治疗可以很好地提高微血管循环，加速局部组织的新陈代谢及致痛物质的排泄。朱立建等[3]在检索刮痧疗法治疗颈椎病的研究中总结发现，刮痧疗法对人体中的镇痛物质内啡肽有着关键的调控作用，在一定程度上可以提高患者的痛阈，起到减轻疼痛、缓解局部组织痉挛的作用。

现代研究认为，刮痧具有抗炎、抗氧化、调节免疫系统和神经系统等功能。刘荣花等[4]通过实验研究结果表明：经络刮痧可提高肝脏抗氧化酶的活性，对运动训练大鼠肝组织产生的自由基具有清除作用，从而促进肝糖原的合成，提高大鼠的运动能力。有

1　王皖军，方锐.刮痧疗法对颈椎病治疗的临床现状［J］.新疆中医药，2019，37（5）：82-85.

2　于素梅.刮痧机理及对12例运动性肩袖损伤治疗的实验研究［J］.北京体育大学学报，2007（6）：798-800.

3　朱立建，吴明霞.刮痧疗法治疗颈椎病研究进展［J］.亚太传统医药，2015，11（4）：60-62.

4　刘荣花，马亚妮，熊正英.经络刮痧对耐力训练大鼠肝组织抗氧化能力及运动能力的影响［J］.陕西师范大学学报（自然科学版），2010，38（5）：105-108.

研究发现[1][2]经络刮痧在治疗时作为一种良性诱导因素，可在正常范围内升高白细胞和IL-6，从而刺激免疫细胞活化和增殖。简力[3]也通过实验室研究发现，增加刮痧次数能引起局部及全身轻微炎症反应。王莹莹等[4]研究刮痧对健康机体抗氧化和免疫功能的影响发现，对于健康人群，刮痧可通过改变机体清除氧自由基与过氧化物的能力及机体免疫功能相关活性物质的含量，调节机体抗氧化作用和免疫功能。李文等[5]在刮痧改善睡眠的病理生理文献研究的基础上，分析刮痧对单胺类神经及递质、免疫因子、激素、脑血流这几方面的干预机制，发现刮痧可以通过多种途径改善睡眠，主要通过神经、体液、局部血流变化共同完成。

二、经络与穴位选择及作用

陈凤鸣等[6]采用循经刮痧的方法治疗功能性便秘，围绕神阙穴由内向外作螺旋顺时针环腹部刮拭，在天枢、大横、腹结、归来

1　崔向清.刮痧疗法对大鼠和人体抗氧化及免疫功能影响的初步研究［D］.北京：中国中医科学院，2009.

2　曾上劼.经络刮痧前后白细胞变化分析［J］.黑龙江中医药，2003（1）：41~42+54.

3　简力.刮痧对皮肤免疫系统的调节作用研究［D］.南京：南京大学，2015.

4　王莹莹，陈虹，张豪斌，等.刮痧对健康机体抗氧化和免疫功能的影响［J］.中国中医药信息杂志，2018，25（12）：32~34.

5　李文，杨连招，李鹏，等.刮痧疗法改善睡眠障碍的生物学机制研究进展［J］.环球中医药，2018，11（6）：979-982.

6　陈凤鸣，屈玉华，毛丹.循经刮痧法治疗功能性便秘的临床观察［J］.中国民间疗法，2020，28（22）：38-40.

等穴位重点刮拭；从中脘向下刮至中极，在下脘、神阙、关元、气海等穴位重点刮拭。神阙，别称脐中、气舍、气合，属任脉，与督脉相表里，通过任、督、冲、带脉联络全身经络，取任脉（中脘、下脘、气海、关元、中极）、足太阴脾经（大横、腹结）、足阳明胃经（天枢、归来）腧穴循经刮痧治疗功能性便秘，具有升阳补气、健脾理气、通调肠腑的作用。

刘志宏[1]运用刮痧治疗慢传输型便秘，选择腹部结肠所在区域的中脘、气海和双侧腹结、天枢，通过刮痧对局部神经经络的刺激和传导反射作用，增强胃肠蠕动和消化液分泌，达到治疗便秘的作用。慢传输型便秘发病的根源在脾胃，通过刺激脾俞、胃俞、三焦俞、大肠俞促进胃动力；肾主水液，津液皆肾水所化，选择肾俞既滋水益津，润肠通便，又益火补土，促进脾胃运化。刮痧时由脾俞、胃俞、三焦俞、肾俞、气海俞、大肠俞方向刨刮并在腧穴处垂直点按，兴奋腧穴的调节作用，平衡阴阳；八髎穴即左右骶后孔处，骶神经根由此穿出，垂直点按此穴能刺激骶神经，调整排便反射。下肢部腧穴由足三里向上巨虚、下巨虚刨刮，有"合治内腑"的功效，具有降胃气、消积滞、下气通腑的作用。

王玉荣等[2]刮痧疗法治疗小儿功能性消化不良。取穴：躯干部取天枢、章门、中脘、血海、大椎、悬枢、脾俞、三焦俞穴；四肢取四缝、手三里、合谷、梁丘、足三里、蠡沟、三阴交、太冲、行间穴及胃反射区、脾反射区。刮痧疗法可疏肝健脾、益胃养阴，

---

1 刘志宏.刮痧治疗慢传输型便秘50例［J］.中医研究，2018，31（8）：63-66.

2 王玉荣，高林花，姜成林.刮痧疗法治疗小儿功能性消化不良59例［J］.中国民间疗法，2013，21（4）：23.

调节内分泌和自主神经功能，恢复肠胃的正常运作，促进胃排空，对改善小儿功能性消化不良有显著效果。特效部位章门穴是脾经气血汇集之处，又是肝经上的重要穴位，刮拭该穴可以疏肝健脾，促进肠蠕动，对于缓解腹胀有奇效。特效部位四缝穴为经脉奇穴，是治疗厌食、疳积的经验效穴。用点压法按压位于双手手指关节处的四缝穴，有健脾和胃、消食导滞、化痰祛湿、调和脏腑、通畅百脉、解热除烦的功效。

陈翠清等[1]对血液透析高血压患者选取头部百会穴、太阳穴，胆经风池穴与肝经太冲穴进行刮拭，起到开泄腠理、疏通经络、调理气血、调节脏腑的作用，可有效调节体液平衡，控制血压。沈云霞等[2]应用循经刮痧改善支气管哮喘患者生活质量，取督脉（风府－腰阳关）、足太阳膀胱经（双侧大杼－肾俞）、手太阴肺经（双侧中府－少商）、足阳明胃经（双侧足三里－丰隆）及任脉（天突、膻中），可起到补肺益肾、化痰平喘、调理气血、扶正固本的功效。通过对背部督脉和膀胱经进行刮拭，可以起到疏风散寒，调节肺、脾、肾功能的作用。肺俞可宣肺通窍。相应的穴位还包括心俞、玉枕、通天、眉冲、曲差，属足太阳膀胱经而位近肺脏和鼻部，有宣肺祛风、通利鼻窍之效。列缺、孔最、尺泽属手太阴肺经穴位，足三里、丰隆穴属足阳明胃经，治疗上相互为用。沿着以上经络刮拭，可宣肺解表，使肺气通畅，恢复肺功能。诸穴合用，阳气旺盛，御风御寒，增强机体免疫力，达到治

1　陈翠清，罗秀娟，陈丽娟，等.经络刮痧疗法治疗维持性血液透析60例疗效观察［J］.齐鲁护理杂志，2017，（23）：114-116.

2　沈云霞，管娟，孟晶晶，等.循经刮痧对支气管哮喘缓解期生活质量的护理观察［J］.云南中医中药杂志，2020，41（10）：85-88.

疗哮喘的作用。范玺胜等[1]对刮痧疗法干预新型冠状病毒肺炎恢复期患者的分析和建议：从经络作用及藏象理论的角度出发，刮痧手太阴肺经有宣肺止咳、化痰平喘的作用；刮拭手阳明大肠经能起到疏散风邪、畅中化湿的功效；刮拭足太阳膀胱经可疏通五脏六腑之气，激发阳气，化浊利湿。陈雯等[2]探讨刮痧疗法治疗失眠的刮痧量学特点，为刮痧疗法干预失眠的技术规范化研究提供参考。其研究共纳入68篇文献，刮痧经络多为膀胱经和督脉，主穴为心俞、肾俞、脾俞、肝俞、百会、神门、风池、三阴交、内关和太冲，配穴根据辨证进行加减。心主神明，失眠与心、肝、脾、肾相关，选择相应的脏穴及膀胱经、督脉及心包经刮痧，使相应经脉气机条达，全身经脉气血阴阳平衡，脏腑功能也得到调节，从而达到治疗疾病的作用。林碧容等[3]采用辨证循经刮痧治疗颈椎病，选取足少阳胆经、足太阳膀胱经、手少阳三焦经及督脉，通过刮痧的刺激，达到温经通络、调和气血、散瘀止痛的作用。邱春萍等[4]运用辨经刮痧治疗桡骨茎突狭窄性腱鞘炎，选择手太阴肺经、手阳明大肠经循行之处，根据"经脉所过，主治所及"的治疗原则，选取手太阴肺经孔最至鱼际、手阳明大肠经温溜至上廉区段为刮痧部位，采用辨经刮痧疗法，可行气血、调营卫、疏经

1 范玺胜，余延芬，刘君，等.刮痧疗法干预新型冠状病毒肺炎恢复期的分析和建议［J］.河北中医药学报，2020，35（3）：54-57.

2 陈雯，李冰雪，丁雯，等.刮痧疗法治疗失眠量学特点的研究现状［J］.中医药导报，2020，26（12）：101-104.

3 林碧容，鲜玉军，晋静，等.辨证循经刮痧对颈椎病患者的中医临床护理研究［J］.现代医学，2020，48（2）：260-263.

4 邱春萍，韦惠宁，陈惠姣，等.辨经刮痧配合针灸治疗桡骨茎突狭窄性腱鞘炎30例［J］.中国针灸，2020，40（5）：511-512.

络、祛血瘀，达到通则不痛的目的。魏金荣等[1]刮痧治疗膝关节骨性关节炎，刮拭经络、穴位：①背部取督脉循行区域；②下肢取足太阳膀胱经循行区域；③穴位取内外膝眼、阴陵泉、阳陵泉、梁丘、血海、肝俞、肾俞。通过刮痧的机械作用刺激皮肤、穴位、脉络乃至深层组织，迫使侵犯机体的风寒湿等外邪及瘀血等内邪通达于外，从而起到行气活血、疏通经络、松解粘连、改善局部血液循环的作用，继而使血脉复通则"通则不痛"。

陈华等[2]采用辨病与辨证相结合、穴位刮拭和循经刮痧相结合的方法，治疗不同证型的变应性鼻炎。刮拭经络主要有手阳明大肠经、督脉和足太阳膀胱经。刮拭穴位主要为鼻腔局部、背部、上肢和腿部的迎香、印堂、合谷、风门等穴。根据变应性鼻炎的不同证型，辨证选经选穴进行刮痧治疗。手阳明大肠经与肺经相表里，能疏风邪、宣肺气、通鼻窍。印堂穴位在督脉而近鼻部，刮痧印堂可通鼻窍，对鼻塞不通、不闻香臭的鼻炎有奇特疗效。迎香穴是手阳明大肠经和手太阴肺经的交会穴，可同时治疗两经疾病，能疏通肺气、宣通鼻腔，主治鼻塞不通。合谷穴为手阳明大肠经之原穴，肺与大肠相表里，此穴善解表邪和头面诸疾，为治疗本病之要穴。且迎香、合谷同属大肠经，两穴远近结合，以宣肺气。风门穴为膀胱经穴，能祛风散寒、理肺透窍。本研究中刮痧治疗变应性鼻炎除了要辨病外，更重要的是根据辨证的结果选择相应的经络和穴位进行刮痧治疗。肺气虚寒型选择手太阴肺

1 魏金荣，张惠萍，徐书英，等.刮痧疗法治疗膝关节骨性关节炎效果观察[J].中西医结合护理（中英文），2018，4（10）：55-59.
2 陈华，王秋琴，安红丽.刮痧治疗不同证型变应性鼻炎的临床疗效观察[J].中国针灸，2017，37（9）：985-989.

经及肺俞、太渊、风池、列缺，可疏通肺经，补益肺气，疏散风寒；脾气虚弱型选择足太阴脾经及脾俞、足三里，可健脾和胃，补益气血，增强人体的抗病能力；肾阳亏虚型刮拭足少阴肾经及命门、肾俞，能温补肾气，加强正气驱邪外出，提高机体免疫力。

　　文献研究显示：①多从辨病角度出发，采用循经取穴方法。②脾胃病选择背部督脉和膀胱经上腧穴，四肢选取足阳明胃经及手阳明大肠经穴位；肺病选择膀胱经及手太阴肺经；治疗痛症选择督脉及膀胱经循行的部位与局部穴位。此外，也多用近部取穴与远近及循经结合的方法。③从辨证的角度选择经络与穴位的研究比较少。

三、操作方法

　　殷丽莉等[1]对慢性结肠炎经络取穴，膀胱经取双侧脾俞至大肠俞，任脉取中脘至气海，胃经取双侧天枢、足三里至上巨虚，用面刮法和双角刮法，以45°角度从上向下刮拭，2～3日治疗1次。

　　陈凤鸣等[2]循经刮痧治疗功能性便秘，选用牛角刮痧板，采用角推法、点刮法，行平补平泻、泻下补津法，围绕神阙穴由内向外作螺旋顺时针环腹部刮拭，在天枢、大横、腹结、归来等穴位重点刮拭。上午8：00～11：00刮1次，隔日1次，每个部位刮拭10～20次，至皮肤出现潮红，或红色粟粒状放血点，或紫红色、暗红色瘀斑为度。刮拭力度根据患者体质及承受度调整。15

1　殷丽莉，唐艳，苏琳，等.经络刮痧拔罐治验举隅［J］.上海针灸杂志，2012，31（2）：120-121.

2　陈凤鸣，屈玉华，毛丹.循经刮痧法治疗功能性便秘的临床观察［J］.中国民间疗法，2020，28（22）：38-40.

天为 1 个疗程，治疗 2 个疗程。

朱晓珍等[1]研究刮痧治疗糖尿病便秘：①刮痧手法多采用平补平泻、泻下补津法，以直线刮和点压相结合。②刮痧部位：督脉、腰背部膀胱经、足阳明胃经、手阳明大肠经。③具体方法：选用牛角刮痧板，以石蜡油作为刮痧介质。刮腰背部时患者俯卧位，用直线刮法刮拭背部脊柱正中及脊柱旁开 1.5 寸 3 条垂直线，点压法刮拭大肠俞穴和小肠俞穴；刮腹部时患者仰卧位，用边刮法刮拭腹部足阳明胃经区域，中脘穴、关元穴及双侧天枢穴点压法按揉；刮上肢时患者取坐位抬臂位，从曲池穴刮至偏历穴，重点刮拭曲池穴，结合点压按揉法；用直线刮法刮拭小腿前侧足阳明胃经循行区域，主要从足三里至丰隆，点压三阴交。④刮拭时用力均匀，力度由轻而重，沿同一方向反复刮拭，一般为 20 ～ 30 次，局部穴位处配合点揉法，10 ～ 15 次，每次总刮时间一般为 20 ～ 25 分钟，以刮拭部位皮肤红润或充血为度，不强求出痧。以皮肤上痧退为标准，间隔 3 ～ 5 天再行刮痧，10 次为 1 个疗程，共治疗 2 个疗程。

姜荣荣等[2]刮痧治疗围绝经期综合征患者，先刮督脉，后刮膀胱经，每个部位刮 8 ～ 20 次，平均 5 ～ 10 分钟；再用刮痧板的一角点压按揉患者的五脏背俞穴，肾俞、脾俞、肺俞用补法（力量较轻、速度较慢、刺激时间较短），心俞、肝俞用泻法（力量较重、速度较快、刺激时间较长），每个穴位点刮 0.5 ～ 1 分钟。

1　朱晓珍，胡倩，张春晓 . 刮痧治疗糖尿病便秘的临床研究［J］. 内蒙古中医药，2017，36（17）：72-73.

2　姜荣荣，徐桂华，安红丽，等 . 刮痧治疗围绝经期综合征疗效观察［J］. 中国针灸，2012，32（12）：1121-1123.

徐书英等[1]采取经络刮痧法治疗肩腰背肌筋膜炎，于项背部"项三线"刮痧，腰背部"太阳刮"刮痧。首先刮痧督脉，重刮风府穴、大椎穴、至阳穴、长强穴；其次刮背部两侧膀胱经；接着刮颈部两侧，根据风池穴－颈百劳穴－肩井穴顺序刮痧；再刮双侧手太阳小肠经上的肩中俞、天宗穴的连线；最后沿肋间隙进行背部刮拭。刮痧手法：操作者手持刮板，使刮板与患者皮肤之间的夹角保持在45°为宜，一般由上而下、由内而外单方向进行刮拭，根据患者的耐受情况随时调整力度，每个部位刮20次，以局部皮肤出现红色或暗红色的痧点或痧斑为宜，如不出痧或出痧少，不可强求出痧，告知患者出痧现象为正常现象，随着治疗次数增加皮肤出现的痧点或痧斑会逐渐减少或消退。每隔3天刮1次，5次为1个疗程。同时还对经络上的重点穴位及阿是穴采用点压、按揉、角刮等手法加以刺激，从而达到疏通腠理、驱邪外出、调畅气血的目的。

王利东等[2]应用经络全息刮痧法治疗慢性乙肝患者，用刮痧板和刮痧油自上而下先刮拭督脉，再刮拭足太阳膀胱经，然后为肝经、胆经，对背部大椎、至阳、肝俞、胆俞、脾俞，胸腹部膻中、期门、中脘，下肢部阳陵泉、阴陵泉、外丘、太冲穴位实行重点按揉，每次刮拭时间以30分钟为宜，3天1次，半年为1个疗程。

1 徐书英，张惠萍，魏金荣，等.经络刮痧、平衡火罐联合通络操在颈肩腰背肌筋膜炎患者中的应用［J］.中西医结合护理（中英文），2018，4（5）：70–73.

2 王利东.经络全息刮痧法在慢性乙肝患者中的临床应用［J］.中国民间疗法，2007（9）：14–15.

谢文娟等[1]采用李氏虎符铜砭刮痧治疗心脾两虚型失眠，先刮患者头部督脉、足太阳膀胱经、足少阳胆经、手少阳三焦经，重点刮百会、四神聪、天柱、风池、安眠；再刮颈背及腰部的督脉、足太阳膀胱经，重点刮心俞、脾俞；再刮手少阴心经和手厥阴心包经，重点刮神门、内关；最后刮足太阴脾经、足少阴肾经，重点刮三阴交、阴陵泉、照海。每周治疗 1 次，连续治疗 4 周。李荣等[2]采用虎符铜砭刮痧治疗糖尿病周围神经病变，采用李氏虎符铜砭刮痧板及专用刮痧油做介质，在患者表皮相应的经络穴位刮治，手法采用"点、线、面、位"，沿经络循环或疼痛传感方向进行刮治；刮痧的部位取穴及顺序为：右尺泽→左心包经稳定心肺功能→开四穴→督脉→内外膀胱经→肝、脾、胰腺背部反射区（重点刮透胃脘下腧）→下肢、肾系（伏兔下一寸）、地机、养老、然谷、胫骨中部（两个手指宽度）等部位，力度以刮出米粒状的红点为准。两次刮痧间隔以痧退为标准；5～7 天为一个刮痧周期，两组患者疗程均为 28 天。全息铜砭刮痧[3]是刘凤选老师奠定的学术观点和刮痧理论，耳部全息铜砭刮痧疗法建立在耳部全息理论和李氏虎符铜砭刮痧的基础上，临床应用甚为广泛。操作方法：采取基础刮痧加辨证选穴重点刮痧相结合，包括耳前和耳后各个部位，自下而上、由外向内。如心肾不交型失眠患者的耳部刮痧方案：耳部全息铜砭基础刮痧，辨证选用脑干、三焦、内分

1 谢文娟，温威，黄礼萍，等.李氏虎符铜砭刮痧治疗心脾两虚型失眠的临床观察［J］.中国民间疗法，2020，28（13）：31–33.

2 李荣，林惠京.虎符铜砭刮痧治疗糖尿病周围神经病变疗效观察［J］.海南医学，2019，30（12）：1516–1518.

3 刘凤选，梅御寒，刘芝修.耳部全息铜砭刮痧方法的临床应用［J］.中国护理管理，2019，19（10）：1445–1448.

泌、垂前、心、肺、肾、耳背心重点刮痧，操作时长30分钟，每周1次，10次为1个疗程。

仲梅等[1]运用全息刮痧疗法改善睡眠状况，以张秀琴[2]全息精准刮痧失眠法为依据，将百会、四神聪、安眠、风池、曲泽、三阴交、心俞、胆俞作为主穴。方法1：刮拭全头、足底；方法2：刮拭头部和背部经络；方法3：刮拭四肢经穴。用面刮法从上向下刮拭上肢心包经曲泽，按揉劳宫和心经神门。操作者根据"实则泻之，虚则补之"原则，采用刮痧板的薄边，以较重的力度，使局部出现痧点、痧斑为度。虚证选择刮痧板的厚边，力度轻，速度慢，不强求出痧。每周3次，每次15～20分钟，每个部位刮拭20次左右，主穴点压25次左右。

张敏等[3]用刮痧疗法治疗肝阳上亢型高血压病患者。①刮痧经穴：以督脉及足太阳膀胱经为主，配以治疗高血压的经典要穴。②刮痧方法：用刮痧梳以面刮法从百会穴呈放射状向四周刮拭全头，每面刮拭4～5下，循环3圈后，以点按法刮拭百会穴、太阳穴和风池穴；以垂直按揉法刮拭耳背降压沟。患者再取俯卧位，在颈部、背部涂上刮痧油，用刮痧板以面刮法从上向下刮拭，沿督脉从第一颈椎刮至陶道穴；以面刮法刮拭两侧膀胱经自天柱至肾俞，重刮肝俞、肾俞；垂直按揉法刮拭太冲穴。操作时按单一方向刮拭，力量均匀，至局部出现紫红、紫色痧点为度，对于一

1 仲梅，李兰，崔毅.全息刮痧疗法对特勤疗养员睡眠状况改善效果观察［J］.临床军医杂志，2020，48（7）：864-865.

2 张秀琴.张秀琴刮痧 一刮就好之精准刮痧法［M］.北京：北京出版社，2017：67-68.

3 张敏，张雪芳，王丽，等.刮痧疗法对初诊肝阳上亢型高血压病患者24h动态血压影响的应用研究［J］.护士进修杂志，2016，31（3）：195-198.

些不出痧或出痧少的患者，不强求出痧，背部每条刮拭 8 ～ 10 条，每条长 6 ～ 15cm，每穴点按或按揉 20 下，整个刮痧操作持续 20 分钟左右，以患者能耐受为度。③补泻手法：采用泻法。④刮痧疗程：每周 2 次，连续干预 5 周。

邱灵慧等[1]通过动物实验发现 3N 的刮痧力度和间隔 72 小时对小鼠进行刮痧具有最好的刮痧效果。王春玲[2]运用经络刮痧疗法治疗带状疱疹后遗神经痛，取太阳经进行循经刮痧，刮痧的部位选择腰部及下肢后侧的足太阳膀胱经。刮拭力度为 4 ～ 5kg，每个位置刮拭时间为 5 分钟，直至出现潮红及出血点为止，每 4 天 1 次，共治疗 7 次。

文献研究显示：①刮痧方法主要包括刮痧的角度、手法、速度、力度和方向：角度多为 45° 或 30°；刮痧的手法有面刮法、角刮法、点刮法等，多采取直线刮和点压相结合的方式；速度有快刮和慢刮；力度主要包括轻刮和重刮，动物实验发现 3N 的刮痧力度和间隔 72 小时对小鼠进行刮痧可取得最好的刮痧效果，而在临床上也有对 4 ～ 5kg 刮拭力度进行研究；方向多为由上向下、由内向外，也有从上到下沿经络循环或疼痛传感方向进行刮治。②刮痧时间多在 15 ～ 30 分钟，根据每次刮拭时间不同，每周刮痧频次在 1 ～ 3 次；刮拭次数一般为 10 ～ 20 次。③"李氏虎符铜砭刮痧"和"全息铜砭刮痧"采用的刮痧工具及技法与传统有所不同，为目前创新的刮痧技术。

1　邱灵慧，王铁山，刘碧原，等. 刮痧力度及时间间隔对刮痧效果的影响［J］. 世界中医药，2019，14（5）：1139-1143.

2　王春玲. 腺苷钴胺联合经络刮痧与局部闪罐疗法治疗带状疱疹后遗神经痛疗效观察［J］. 现代中西医结合杂志，2018，27（12）：1304-1307.

四、补泻方法

刮痧疗法在施术的时候也要讲究补泻手法，针对不同的疾病，通过辨病、辨证和辨体质实施补泻才能取得好的疗效。实证快刮法泻其有余，虚证慢刮法补其不足；质壮实者刮拭力度较重，体质较弱小者力度宜轻。泻法力量较重、速度较快、刺激时间较长；补法力量较轻、速度较慢、刺激时间较短[1]。

卢春霞等[2]通过观察痧象探讨总结刮痧补泻方法。①迎合补泻法：根据经络气血走向而实施的补泻手法。刮痧板顺着经络气血运行方向单向刮拭为补法，刮痧板逆着经络气血运行的方向单向刮拭是泻法，刮痧板沿着经络循行路线来回刮拭，为平补平泻法。②深浅补泻法：刮痧时，刮痧层次先浅后深，由浅入深为补法；反之，刮痧层次先深后浅，由深出浅为泻法；刮拭层次深浅适中，均匀一致，则为平补平泻法。③力度补泻法：力度强为泻法，力度小为补法，力度适中为平补平泻。④速度补泻法：速度快为泻法，速度慢为补法，速度适中为平补平泻法。因此，刮痧操作的力度轻重、速度快慢、时间长短等，都可直接影响刮痧的补泻效果。根据中医治疗"虚者补之，实者泻之"的基本法则，临床中应根据不同的病证辨证择法施术。孙艳美等[3]采用中医刮痧疗法治疗便秘，根据"实则需泻，虚则

1 陈雯，李冰雪，丁雯，等.刮痧疗法治疗失眠量学特点的研究现状［J］.中医药导报，2020，26（12）：101–104.

2 卢春霞，赵冬，崔瑾.刮痧与痧诊探讨［J］.中国民族民间医药，2016，25（14）：54–55+57.

3 孙艳美，李笑光.中医刮痧疗法对便秘的治疗［J］.中国卫生产业，2012，9（20）：175.

需补"的原则，刮痧补泻一般取决于刮痧的时间、速度和力度。对血虚、气虚便秘患者宜补，刮拭的时间较短，速度较慢，力度较小，刺激对机体产生的兴奋为促进作用；对实热秘患者宜泻，刮拭的时间较长，速度较快，力度较大，刺激对机体产生的兴奋为抑制作用。

胡书凤等[1]运用刮痧疗法治疗外感头痛，对中青年体质健壮者采用泻法，每个部位刮30～40次，2次/秒；对老人及体质虚弱者采用平补平泻法，每个部位刮20～30次，1次/秒，手法轻柔，患者适应后再加大力度，以患者能耐受为度。顾平等[2]循经刮痧治疗颈肩筋伤，采用面刮法，方向自上而下，力度由轻至重，痛点重刮，必要时加用点按法。实证刮痧手法以泻法为主，选择刮痧板的薄边刮痧，力度重、速度快（＞30次/分），力度在患者能耐受的基础上加重力度刮拭；虚证刮痧手法以补法为主，选择刮痧板的厚边刮痧，力度轻、速度慢（＜30次/分）。

五、刮痧效果与判断

姜荣荣等[3]刮痧治疗围绝经期综合征患者，在刮痧过程中若患者局部有酸、麻、胀痛或刺痛的异常感觉出现，在相应部位各点刮0.5～1分钟。力度应根据患者的体质和承受度来决定，刮至

1　胡书凤，冯金星.特定穴位刮痧疗法治疗外感头痛疗效观察［J］.中国中医急症，2016，25（7）：1423-1425.

2　顾平，龚秀琴，黄美，等.循经刮痧治疗颈肩筋伤效果观察［J］.护理学杂志，2015，30（6）：30-33.

3　姜荣荣，徐桂华，安红丽，等.刮痧治疗围绝经期综合征疗效观察［J］.中国针灸，2012，32（12）：1121-1123.

出痧即可，不可强求出痧。薛慧等[1]刮痧治疗颈椎病疼痛，对于体质较弱、耐受力低的患者，选择刮痧板厚的一面，从上向下，力量轻，速度慢，不强求出痧，微红即可；对于体质较强、耐受力强的患者，选择薄的一面，从上到下，力量重，速度快，以出痧为度，出现深红或紫红停止。王璇等[2]采用虎符铜砭刮痧治疗肝阳上亢型原发性高血压患者，先以刮痧油润滑皮肤，铜砭与皮肤成45°角，按单一方向刮拭，每部位 20～30 次，每次 2～3cm，至局部出现紫红、紫色痧点为度（头部除外），对不易出痧者或不出痧者不强求出痧。王莹莹等[3]对刮痧效果予以判断，认为应刮至皮肤出现潮红、紫红色等颜色变化，或出现粟粒状、丘疹样斑点，或片状、条索状斑块等形态变化。李荣[4]运用虎符铜砭刮痧治疗糖尿病周围神经病变，采用"点、线、面、位"，沿经络循环或疼痛传感方向进行刮治，力度以刮出米粒状的红点为准。

卢春霞等[5]探讨痧象和阳性反应的相关性，基于中医学经络气血理论，通过观察痧象和不同的阳性反应，可为临床判断患者的

1 薛慧，戴新娟.刮痧对颈型颈椎病疼痛和颈部功能恢复的影响［J］.解放军护理杂志，2013，30（24）：26-29.

2 王璇，冯进，章琼，等.虎符铜砭刮痧干预原发性高血压（肝阳上亢型）患者的临床疗效及其对血脂的影响［J］.湖南中医药大学学报，2019，39（12）：1493-1497.

3 王莹莹，陈虹，张豪斌，等.刮痧对健康机体抗氧化和免疫功能的影响［J］.中国中医药信息杂志，2018，25（12）：32-34.

4 李荣，林惠京.虎符铜砭刮痧治疗糖尿病周围神经病变疗效观察［J］.海南医学，2019，30（12）：1516-1518.

5 卢春霞，赵冬，崔瑾.刮痧与痧诊探讨［J］.中国民族民间医药，2016，25（14）：54-55+57.

体质、病位、病性、病情、疾病转归提供思路。

1. 痧象

痧象是刮痧后毛细血管受到损伤，刮拭部位的皮肤出现颜色不同、形态各异的斑点、斑块。临床上"察痧诊病"包括观察痧象的大小、形态、范围、颜色、出痧快慢及痧退时间等。一般情况下，身体健康者出痧颜色多为鲜红，出痧量少且较为均匀，头面部、背腰部及四肢外侧容易出痧，胸腹及四肢内侧不易出痧。

2. 阳性反应

刮痧过程中的阳性反应包括两方面的内容：一是疼痛，当血脉空虚或气血瘀滞，刮痧时就会出现疼痛敏感点，即中医学所说"不通则痛""不荣则痛"；二是术者感觉刮痧板下的滞涩感，即患处出现的砂砾状物、条索状物、结节等病理产物。当局部络脉受阻时，受损组织为了进行正常生理活动而开始代偿性的生长，于是局部组织出现粘连等炎性反应。

3. 痧诊辨病特点

（1）通过痧象辨病性　不同的痧象可反映不同的疾病性质。痧象面积的大小、形态的疏密、颜色的深浅可反映疾病的严重程度、病程、病位的表里[1]。痧色鲜红，呈点状，多为表证，病程短，病情轻，预后良好；痧色暗红，呈片状或瘀块，多为里证，病变部位入里，病程长，病情较重，预后不良。如果痧象鲜明，多为热证；痧色紫黑，多为寒证。出痧多的患者，一般为实热证、血瘀证、痰湿证；如果有阳性反应却出痧少的患者，一般为虚证，

1　赵美丽.古代痧症的病因病机和症候表现研究［J］.中国中医基础医学杂志，2008，14（11）：859-861.

属于气血亏虚[1]。

（2）通过痧象辨病情　以痧斑的形态大小及颜色深浅来划分，痧象具有轻、中、重之分，不同程度的痧象，反映不同的病情[2]。轻度痧象一般出痧散在，颜色浅淡，多见于健康人群或轻度亚健康者；中度痧象颜色多为紫红色或紫色，痧斑常较周围皮肤稍高，多伴有相应的阳性反应，提示局部有较长时间的微循环障碍，可见于亚健康或疾病状态；重度痧象表现为暗青色、紫黑色的包块状、青筋样痧斑，痧斑部位明显高于皮肤表面，多伴有疼痛等临床表现，说明局部组织存在微循环障碍，病情较为严重。

（3）通过痧象辨体质　不同体质的患者在刮痧时出现的痧象不同，呈现如下规律[3]：①平和体质：刮痧时不出痧或仅有点片状浅红色痧，且刮痧时无条索状物、结节等阳性反应；②气虚体质：出痧速度慢，仅有散在痧点，刮痧时有轻微的酸痛，可伴有条索样、结节等阳性反应物；③气郁体质：出痧量少色浅，刮痧时感胀痛，有条索样物、结节等阳性反应；④痰湿体质：出痧速度快，色淡红，疼痛性质多为胀痛，刮痧板下有滞涩感，严重者有皮肤渗水等阳性反应；⑤血瘀体质：出痧迅速，多呈紫色或青黑色痧斑，刮痧时有明显的刺痛感，常常有结节等阳性反应。

4. 阳性反应辨病情

（1）砂砾或结节　刮痧时刮痧板下砂砾状物、结节或肌肉紧

1　林海波，常小荣，刘密，等.刮痧配合推拿治疗椎动脉型颈椎病46例［J］.上海针灸杂志，2012，11（31）：840-41.

2　张秀勤.张秀勤刮痧精粹［M］.北京：北京出版社，2012：30.

3　张秀勤.张秀勤体质与五脏养生［M］.北京：中国轻工业出版社，2011：44.

张僵硬等不同的板感，皆是刮痧时出现的阳性反应。刮痧时感觉板下平顺，提示经脉气血通畅，身体健康；刮痧时皮肤的涩感、轻微疼痛，以及刮痧板下发现条索样、砂砾样感觉是经络气血轻度瘀滞的表现；若出现结节，说明经络气血瘀滞时间较长，结节越大、越硬，说明组织粘连或纤维化、钙化的程度越高，病变的时间越长[1]。

（2）疼痛　疼痛也是阳性反应的一种表现。不同性质的疼痛可预示不同的病性。临床中，气血不足者刮痧时常出现酸痛；气郁者多表现为胀痛；而当寒邪侵袭机体，经络受阻时则表现为刺痛[2]。

（3）痧斑消退情况的诊断规律　治疗疾病的过程中，若痧象颜色由暗变红，由斑块变成散点，由多变少，阳性反应的结节由大变小、由硬变软，疼痛由重变轻等，说明病情在好转，治疗有效[3]。一般来说，刮痧出痧后，5～7天痧斑便能退尽，痧痕消退得越快，说明机体新陈代谢旺盛，气血调和；反之，则说明脏腑功能差，气血不和，微循环障碍严重[4]。

第六节　刮痧器具发明与创新

1. 一种新型刮痧板

此种新型刮痧板[5]包括长板状主体和向前弯曲的工作头。该实

1　张丽平 . 刮痧拔罐去百病［M］. 重庆：重庆出版社，2010：13.

2　彭玉清 . 健康轻松刮出来［M］. 北京：北京出版社，2012：4-6.

3　赵家福 . 中缅边境阿昌族民间痧症疗法初探［J］. 亚太传统医药，2013，6（9）：18-20.

4　张秀勤 . 十分钟刮痧测健康［M］. 长春：吉林科学技术出版社，2009：9.

5　黄亚芳，夏小云 . 一种新型刮痧板的设计介绍［J］. 当代护士（上旬刊），2017（3）：191.

用新型技术的优点：①刮痧板主体的背面板上设置有供手握持的把手，工作头和主体连接处还设置有背凸；当握持把手时，手指背可与背凸抵接，不仅握持更牢靠，而且整个手部与患者皮肤有效隔开，故有效避免了可能的接触感染风险。②工作头为弯曲状，其前端设置有锯齿状刮齿，该独特的结构设计可使刮痧时更省力。③弹性束缚带可使刮痧板更不易脱落，同时其与把手配合可使操作刮痧板时使力更流畅方便。不足：制作的材料比较高档，成本比一般木制或石制的刮痧板高。

2. 一种牛角拼接刮痧板

此种牛角拼接刮痧板[1]（专利号：CN 201820517474.7）包括第一牛角拼接部与第二牛角拼接部。第一牛角拼接部呈平板状且外轮廓具有特定形状；第二牛角拼接部为与第一牛角拼接部厚度相同的平板，平板中部设有形状大小与第一拼接部外轮廓的特定形状大小相同的内孔；第二牛角拼接部的表面还开设有用以储存刮痧油的空腔，空腔的开口上设置用以密封空腔的密封盖。该实用新型技术利用牛角具有弹性的特性制作出带有特定拼接图案的外形美观的牛角拼接刮痧板，并且该刮痧板具备刮痧油存储功能。

3. 一种砭石电热刮痧板

此种砭石电热刮痧板[2]（专利号：CN 201821040908.5）包括机壳、手柄和刮痧板。机壳的右上角嵌入设置有调温器，机壳的正面偏下活动连接有左右对称的两个螺杆旋钮，且机壳的底端通过螺杆旋钮活动连接有刮痧板，刮痧板的左侧固定连接有端点，机

1　谢光.一种牛角拼接刮痧板［P］.福建：CN 209154425U，2019-07-26.

2　李铭东.一种砭石电热刮痧板［P］.江西：CN 208942789U，2019-06-07.

壳的内部偏上紧密贴合有电热片，机壳的左右两端均通过螺钉固定连接有对称的两个手柄。该实用新型工具通过使用时左右手各握住一个手柄，刮痧时更好地将力道均匀分布到刮痧板上，使刮痧板与皮肤更均匀地贴合，且更加省力，从而解决了刮痧板的手柄处小，只能单手操作，力道不均匀，降低刮痧效果等问题。

4. 一种可导入刮痧油的无痕刮痧器

此种可导入刮痧油的无痕刮痧器[1]（专利号：CN 201720345623.1）包括手柄和设置在手柄上的刮痧板。刮痧板包括基板，基板的顶部活动连接在手柄上，基板的底部设有等高的数个实木按摩柱、数个刮痧圆头钢针和数个刮痧油导入圆头针，刮痧油导入圆头针内沿着其长度方向开设有用于刮痧油流出的通孔，在基板的顶部对应刮痧油导入圆头针的位置设有刮痧油储存管，该刮痧油储存管的一端与刮痧油导入圆头针内的通孔连通，刮痧油储存管的另一端上设有与其相匹配的密封盖。该专利所公开的可导入刮痧油的无痕刮痧器，可以主动将刮痧油导入到人的皮肤上，而且可以无痕刮痧，刮痧效果好，不会造成人体皮肤的损伤。

第七节　中药刮痧创新

刮痧是一种常用的中医护理技术，具有简、便、验、廉等优点，广泛应用于各种慢性病的治疗，尤其是针对脾胃病采用辨证护理方法取得了良好的疗效。但传统刮痧存在诸多的关键技术不足：①传统的刮痧温热感差，刮痧板面积小，效率低，需要反复刮才能出痧；刮痧板无操作把手，操作繁琐，耗时耗人力。②传

1　孙镐平 . 一种可导入刮痧油的无痕刮痧器［P］. 黑龙江：CN 207445100U，
　 2018-06-05.

统刮痧板如牛角、砭石及玉石等难消毒，瓷碗、瓷杯、小瓷盘、汤匙等刮具易碎。因此，探讨温热安全、简单舒适及节能省力的刮痧具改良及刮痧方法创新，对提高护理工作效率及患者舒适感、满意度与依从性至关重要。

一、中药刮痧具创新

针对传统刮痧板及刮痧方法存在的问题，我们选择竹筒刮痧具进行刮痧，以解决传统刮痧板及刮痧方法的不足。竹筒刮痧能高温煮沸消毒，并具有温热效应；刮痧板面积大，刮痧效率高；竹筒底部作为刮痧把手用，具有操作简单、省力节时等优势。

二、中药刮痧理论创新

（一）创新多经络、多穴位及大面积温通刮痧理论

传统刮痧多将常温的刮痧介质直接涂于刮痧部位进行刮痧，对虚寒体质患者或冬天气候寒冷时，舒适感比较差，且容易感受寒邪而加重病情。脾胃病患者多以虚寒为主，温热效应是加强中药刮痧治疗效果的关键。我们创新中药刮痧采用竹筒刮痧具及中药散剂加姜汁、酒或辣椒油加热，选择多经络、多穴位或多部位大面积刮痧方法，能起到大面积与多经络的疏通经脉，整个刮痧过程保持温热舒服的效果，并具有中药、皮部刮痧与温热效应三者的协同效应。

（二）制定中药刮痧补泻方法及构建护理方案

脾胃病中医辨证多属寒热虚实夹杂。中医理论认为"脾胃为

后天之本"，脾胃病与肝、心、肺、肾等有关。周福生[1]提出心胃相关理论，强调心神与脾胃功能之间相互影响。因此，制定中药刮痧操作补泻方法与护理方案，对治疗脾胃病复杂的临床病证有重要意义；并且形成其标准操作流程与优化护理方案，使中药刮痧操作更为科学化、规范化及标准化。

1. 刮痧经络穴位及皮部选择

以中医藏象理论、辨证理论和经络学说为指导，根据疾病及证候的不同，选择督脉、任脉及足太阳膀胱经为主，脾、胃、肝、胆、肾、肺、心经为臣，从背、腹及四肢等进行辨证选择经络与穴位，采用从上到下及从阳到阴的刮痧方法。第一次刮痧选择背部督脉、膀胱经、胆经穴位及周围皮部，第二次刮痧选择腹部任脉、脾经、胃经及上肢大肠经、肺经、心经穴位和周围皮部，第三次刮痧选择下肢膀胱经和胆、脾、胃、肝、肾经穴位及周围皮部，每周刮痧3～4次，如此多经络、多穴位、多部位的大面积循环刮痧，以达到疏通全身经络及调节脏腑功能的作用。

2. 竹筒选择

背部、胸腹部经络与穴位选择大号竹筒刮痧，四肢经络及穴位选择中号竹筒刮痧，阿是穴及痛点选择小号竹筒刮痧。

3. 中药刮痧补泻操作方法创新与得气判断

根据刮痧具大小、刮痧时间、刮痧力度、刮痧方向、刮痧部位出痧情况等来区分与判断。

（1）补法操作方法与得气判断　刮痧具中小号，刮痧时间较短（15～20分钟），刮痧力度小，刮痧方向为逆经络方向及横刮。

1　何婉婉，周福生. 周福生"衰老从消化（脾胃）开始"学术观点与抗衰老经验［J］. 新中医，2019，51（12）：342-344.

得气判断：刮痧部位出痧少，局部皮肤微红晕，微微轻松感。

（2）泻法操作方法与得气判断　刮痧具大号，刮痧时间较长（30～40分钟），刮痧力度大，刮痧方向为顺经络方向及竖刮。得气判断：刮痧部位出痧较多，局部皮肤色红、紫黑或瘀黑，轻松感强。

三、中药刮痧操作方法创新

根据补泻原则，采用不同大小的刮痧具，以及不同的刮痧时间、刮痧力度和出痧程度等。在传统刮痧方法的基础上改进，有竹筒（角度0°）（图5-2）、竹弧（角度5～10°）（图5-3）和角刮（角度30～45°）（图5-4）之别。刮痧方法是将竹筒与中药一起煮沸10分钟，将中药散剂放在竹筒里，加入甘油及姜、酒、水等调为糊状，待温度为43～47℃时用大棉签涂在刮痧部位（图5-1）后刮痧，刮痧过程中竹筒温度下降及刮痧部位药干后，用注射器加入3～5mL热水，与竹筒内的中药糊拌匀后再涂在刮痧部位，反复3次，使刮痧竹筒内温度维持在43～47℃进行刮痧。刮痧效果见图5-5。

中 篇

中医特色技术操作

| 第六章 |

恒温艾灸

第一节　恒温艾灸的作用、目的及适应证、禁忌证

一、恒温艾灸的作用与目的

艾灸疗法简称灸法，是运用艾绒或艾叶制成的艾炷、艾条在体表的穴位上烧灼、温熨，借灸火的热力及药物作用，通过经络的传导可温通气血、扶正祛邪，达到防治疾病的一种治法。灸法具有简、便、廉、捷、验等优点，广泛应用于寒、湿、虚、瘀等证，对各种慢性病的治疗能够取得良好的疗效。

恒温艾灸在传统艾灸的基础上采用可上下移动调节施灸距离的不锈钢灸筒、灸网和更精密纱网的设计，提供一种恒温安全、减少烫伤、操作简单、无需刮灰、解放劳动力、节能减排的新型灸具。灸具妥善固定后用大浴巾及被子保暖，能实现艾条在一个全封闭状态的灸盒里燃烧，有恒温舒适、安全高效、节能减排等优点。也可适用于艾灸大面积恒温操作，并实现体表、脏腑、穴位与经络一体化的施灸，有温通经络、调和气血、平衡阴阳、健脾祛湿、温中散寒、回阳救逆之功效，可缓解或解除各种虚寒型疾病的临床症状，达到防病治病及养生保健的作用。

二、恒温艾灸的适应证

艾灸对于寒、虚、瘀、湿等证均有良效。适用于各种慢性疾病的治疗及保健，如胃脘痛、泄泻、便秘、胃痞、呕吐、胆胀、痹证、腹痛、胁痛、胸痹、感冒、失眠、月经不调、痛经、乳腺小叶增生、骨关节痛症、外科术后腹胀与疼痛等。

1. 阳虚病证，必选灸法

对于以阳虚为主的病证，用艾灸治疗能够温补阳气、升阳举陷，使火气助元气，以达助阳治病的作用。

2. 寒湿入体，首选灸法

对于寒湿引起的疾病应用艾灸疗法为主，可起到祛寒除湿的效果。

3. 瘀血阻络，灸之所宜

艾灸能够温经通阳、温运气血，气行则血行，故治疗瘀血阻络，艾灸能够化瘀通络。

4. 气阴不足，亦可用灸

艾灸用于气阴不足的治疗，是因灸有补阳之功，达到阳生而阴长的作用。

5. 热毒之证，亦可灸之

灸法可以使血脉扩张、血流加速、腠理宣通，从而达到"火郁发之"之散热、退热与祛邪外出的目的。

三、恒温艾灸的禁忌证

1. 高热、高血压危象、出血性疾病及脏腑功能衰竭者。

2. 中医辨证为实证及阴虚内热证者。

3. 哮喘性疾病或对艾叶过敏者（闻到艾灸气味出现呕吐、憋气、头晕、连续打喷嚏、咳嗽等症状）。

第二节　恒温艾灸操作方法

1. 告知患者恒温艾灸的目的、作用及注意事项，取舒适体位及暴露施灸部位。

2. 根据医嘱选择经络与穴位：选择督脉、膀胱经、任脉的穴位为主穴，调脾胃的穴位为臣穴，如脾俞、胃俞、肾俞、大肠俞、命门、腰阳关、大椎、上脘、中脘、下脘、神阙、天枢、关元、三阴交、足三里、涌泉穴等 6 ～ 8 个穴位。

3. 将点燃的艾条放入恒温灸具并盖上盖子。

4. 将灸具放于施灸部位，用大浴巾覆盖灸盒顶部以密封固定灸盒，避免烟雾排出及保温。

5. 根据中医辨证与补泻方法调节施灸距离，距施灸部位 2 ～ 4cm 进行温和灸，以患者感到皮肤温热舒适而无灼痛感为度。

6. 灸毕取下恒温灸盒，大浴巾在施灸部位保温 3 分钟后取下，将艾条放入不锈钢口盅使艾条彻底熄灭。

7. 每天灸 1 次，每次施灸时间：补法灸 20 ～ 30 分钟，泻法灸 40 ～ 60 分钟。

第三节　恒温艾灸操作注意事项

1. 治疗前向患者解释恒温艾灸治疗的目的、作用及注意事项。

2. 询问患者温热感，注意施灸的温度，避免温度过低影响疗效与患者舒适感不强或温度过高烫伤皮肤；如有烫伤，用 95% 酒精外敷 30 分钟后再用湿润烧伤膏外涂及纱布覆盖。

3. 治疗过程中注意遮盖保暖，嘱咐患者闭目养神，以增强治疗效果。

4.操作中注意观察患者病情，如面色苍白、心慌、胸闷、头晕、大汗淋漓，立即停止施灸，并报告医生及配合处理。

5.灸后避免吹风及注意保暖，适量喝温水,3小时内不宜洗澡。

| 第七章 |

恒温雷火灸

第一节　恒温雷火灸的目的、作用及适应证、禁忌证

一、恒温雷火灸的目的与作用

雷火灸是以经络学说为原理，西医学为依据，采用纯中药配方（沉香、干姜、茵陈、木香、羌活、乳香、麝香等）加上艾绒制成艾条，施灸于穴位上的一种灸法，具有药力峻、火力猛、渗透力强、灸疗面广等特点，能起到温通经络、调和气血、平衡阴阳、健脾祛湿、温中散寒、回阳救逆等作用，可缓解或解除各种虚寒性疾病的临床症状，达到防病治病及养生保健的目的。

与传统雷火灸比较，恒温雷火灸通过采用可上下移动调节施灸距离的不锈钢灸筒、灸网和更精密纱网的设计，使雷火灸的火力均匀，也无需反复刮灰，其热力作用更持久与集中，渗透效果及温通作用更强，有更好的温通经络、健脾祛湿、活血化瘀、温阳补虚及调节阴阳的作用。

二、恒温雷火灸的适应证

恒温雷火灸适用于寒、湿、瘀、虚等导致的各种慢性疾病，如胃脘痛、泄泻、呕吐、吐酸、腹痛、胁痛、便秘、痛风、胸痹、

感冒、失眠、过敏性鼻炎、白内障、月经不调、痛经、中风后遗症、肥胖、腺小叶增生、产后催乳、痹证、颈椎病、腰椎病、癃闭、外科术后腹胀与疼痛等。

三、恒温雷火灸的禁忌证

1. 高热、高血压危象、孕妇、青光眼、出血性疾病及脏腑功能衰竭者。

2. 中医辨证为实证及阴虚内热证者。

3. 小儿及婴幼儿患者。

第二节　恒温雷火灸操作方法

1. 告知患者恒温雷火灸的目的、作用及注意事项,取舒适体位及暴露施灸部位。

2. 根据医嘱选择经络与穴位:选择督脉、膀胱经、任脉的穴位为君穴,脾、胃、肾经的穴位为臣穴,如脾俞、胃俞、肾俞、大肠俞、命门、腰阳关、大椎、上脘、中脘、下脘、神阙、天枢、关元、足三里、三阴交、涌泉穴等6～8个穴位。

3. 将点燃的雷火灸药放入恒温灸具并盖上盖子。

4. 将灸具放在施灸部位,用大浴巾覆盖灸盒顶部以密封固定灸盒,避免烟雾排出。

5. 根据中医辨证与补泻方法调节施灸距离,距施灸部位4～6cm进行温和灸,以患者感到皮肤温热舒适而不灼痛为度。

6. 灸毕取下恒温灸盒,将大浴巾在施灸部位保温3分钟后取下,将雷火灸药放入不锈钢口盅并使其彻底熄灭。

7. 每天灸1次,每次施灸时间:补法灸20～30分钟,泻法灸40～60分钟。

第三节　恒温雷火灸操作注意事项

1. 治疗前向患者解释恒温雷火灸治疗的目的、作用及注意事项。

2. 询问患者温热感，注意施灸的温度，避免温度过低影响疗效与患者舒适感不强或温度过高烫伤皮肤；如有烫伤，用95%酒精外敷30分钟后再用湿润烧伤膏外涂及纱布覆盖。

3. 治疗过程中注意遮盖保暖，嘱咐患者闭目养神，以增强治疗效果。

4. 操作中注意观察患者病情，如面色苍白、心慌、胸闷、头晕、大汗淋漓，立即停止施灸，并报告医生及配合处理。

5. 灸后避免吹风及注意保暖，适量喝温水，3小时内不宜洗澡。

| 第八章 |

恒温姜疗

第一节　恒温姜疗的作用、目的及适应证、禁忌证

一、恒温姜疗的作用与目的

督脉灸又名铺灸、长蛇灸，是将姜绒铺在人体背部督脉、膀胱经或腹部任脉后，采用艾炷或艾条温灸治疗的一种方法。生姜中的姜辣素及挥发油与艾灸的热力及药物作用相互叠加，能通达十二经络，具有温通经脉、祛寒除湿、调和气血的作用，从而达到治疗疾病的目的。

恒温姜疗是在传统督脉灸的基础上，通过改良工具及改进操作方法，使用 12～19 孔恒温灸具与姜疗固定架在患者背部督脉、膀胱经，腹部任脉及下肢脾经、胃经、肾经、肝经、胆经等部位进行施灸。背部为督脉和膀胱经所循行的部位，督脉与手足三阳经及阳维脉交会，能统摄一身之阳气，为"阳脉之海"，具有调节全身阳气、扶正祛邪、宣阳解表之功；腹部为任脉所循行的部位，任脉为"阴脉之海"，主一身阴气；下肢经络有调节脾、胃、肾及肝、胆功能的作用。恒温姜疗通过姜、艾条或雷火灸药两者协同发挥功效，艾灸或雷火灸的温热刺激可加强姜辣素及挥发油渗透至经脉腧穴，同时选择多经络及多穴位大面积施灸，其热力强，可在短时间内温通激发全身气血，使脾胃虚寒或寒湿者的阳气得

以温煦，起到调阴阳、调气血及健脾除湿的作用。

二、恒温姜疗的适应证

恒温姜疗适用于风、寒、湿、瘀等导致的慢性疾病，如胃脘痛、泄泻、呕吐、吐酸、便秘、腹痛、感冒、咳嗽、月经不调、痛经、腺小叶增生、强直性脊柱炎、失眠、感冒、痹证、颈椎病、腰椎病等。

三、恒温姜疗的禁忌证

1.高热、高血压危象、孕妇、青光眼、出血性疾病及脏腑功能衰竭者。

2.中医辨证为阴虚内热者。

3.小儿及婴幼儿患者。

第二节　恒温姜疗操作方法

1.告知患者恒温温经姜疗的目的、作用及注意事项，取舒适体位及暴露施灸部位。

2.根据医嘱选择经络、穴位或部位：①经络选择：第一次治疗选择背部，以督脉、膀胱经为中心及周围直径 15～20cm 部位，从大椎到长强穴；第二次治疗选择腹部，以任脉、脾经、胃经为中心及周围直径 15～20cm 部位，从膻中穴到耻骨联合处，避开乳头和心脏部位；第三次选择下肢脾、胃、肝、肾经及周围 7～10cm 部位，从大腿梁丘到三阴交穴。②穴位选择：循经或辨证取穴。③阿是穴或脏腑相应部位选择：如背部、腰部或胃脘部等。

3.根据施灸经络或穴位选择 12～19 孔或 2～9 孔灸具。在施灸部位铺上姜绒后将点燃的艾条或雷火灸放入恒温灸具盖上盖子，并放灸具与姜灸架在施灸部位上。

4. 用 3 条大浴巾盖在灸盒顶部并注意用浴巾密封及避免烟雾外排。

5. 根据中医辨证及补泻方法调节施灸距离，距施灸部位 3～7cm 进行温和灸，以患者感到皮肤温热舒适而不灼痛为度。

6. 灸毕取下恒温灸具及姜疗架，将大浴巾在施灸部位保温 3 分钟后取下，将艾条或雷火灸药放入不锈钢口盅并注意彻底熄灭。

7. 每周治疗 3～4 次，每次施灸时间：虚、寒、瘀者灸 30 分钟，寒湿重者灸 40～60 分钟。

第三节　恒温姜疗操作注意事项

1. 治疗前向患者解释恒温姜疗的目的、作用及注意事项。

2. 询问患者温热感，注意施灸的温度，避免温度过低影响疗效与患者舒适感不强或温度过高烫伤皮肤，如有烫伤，用 95% 酒精外敷 30 分钟后再用湿润烧伤膏外涂及纱布覆盖。

3. 治疗过程中注意遮盖保暖，嘱咐患者闭目养神，以增强治疗效果。

4. 操作中注意观察患者病情，如面色苍白、心慌、胸闷、头晕、大汗淋漓，立即停止施灸，并报告医生及配合处理。

5. 灸后避免吹风及注意保暖，适量喝姜糖水或温水，3 小时内不宜洗澡。

2019 年中华中医药学会中华护理分会中医护理
技术创新大会展示（恒温灸法第一名）视频

| 第九章 |
中药拔罐

第一节　中药拔罐的目的、作用及适应证与禁忌证

一、中药拔罐的目的与作用

拔罐疗法包括留罐法、闪罐法及走罐法，是以罐为工具，利用燃烧、抽吸、蒸汽等方法形成罐内负压，使罐吸附于腧穴或相应体表部位，使局部皮肤充血或瘀血，达到温通经络、平衡阴阳、调和气血、驱风散寒、消肿止痛、吸毒排脓、解除疲劳、增强体质及防病治病的目的。

平衡火罐是拔罐治疗的一种创新方法，是以阴阳学说为基础，以自身平衡为核心，通过神经传导，运用不同的拔罐手法作用于人体的一种自然平衡疗法。平衡火罐能使各经脉气血运行通畅，有效激发督脉及膀胱经经气，达到气机升降平衡及调节脏腑功能的作用。

我们创新的中药拔罐疗法利用罐体温热、负压吸拔与中药三者协同作用，使中药直接被皮肤吸收，刺激经络与穴位，与传统罐具相比有更强的温经通络、温中散寒、健脾祛湿、活血化瘀、行气止痛、清热泻火及排毒养颜等作用。创新中药拔罐通过循经及辨证进行多经络、多穴位、多部位的大面积拔罐，以达到疏通全身经络及调节脏腑功能的作用。

二、中药拔罐的适应证

中药拔罐适用于风、寒、湿、瘀、热等导致的各种慢性疾病，如胃脘痛、泄泻、呕吐、吐酸、腹痛、胁痛、便秘、月经不调、痛经、腺小叶增生、失眠、感冒、痹证、颈椎病、腰椎病等。

三、中药拔罐的禁忌证

1. 孕妇的腹部、腰骶部，妇女的乳头部位禁拔罐。

2. 出血性疾病、白血病、血小板减少患者慎拔罐。脏腑功能衰竭及全身重度浮肿患者禁拔罐。

3. 皮肤有溃烂、损伤、炎症的患者患病部位都不宜拔罐。

4. 大病初愈、重病、气血亏虚者禁拔罐。

第二节　中药拔罐操作方法

1. 告知患者中药拔罐的目的、作用及注意事项，取舒适体位及暴露拔罐部位。

2. 根据医嘱选择经络、穴位或部位：①经络选择：第一次拔罐选择背部督脉、膀胱经及胆经等经络；第二次拔罐选择胸腹部任脉与脾经、胃经及上肢大肠经、肺经、心经等经络，避开乳头和心脏部位；第三次拔罐选择下肢膀胱经及脾、胃、肾、肝、胆经等经络。②穴位选择：循经及辨证取穴。③阿是穴或脏腑相应部位选择：如背部、腰部或胃脘部等。

3. 玻璃罐及陶瓷罐用 TDP 或拔罐保温车加热，竹筒罐与中药一起煮沸 3 ～ 10 分钟，玻璃罐或竹筒罐温度在 43 ～ 47℃后拔罐。留罐过程中在玻璃罐、陶瓷罐及竹筒罐上加盖大浴巾保持温热效果。

4. 拔罐方法

（1）闪罐　玻璃罐及陶瓷罐 1 ～ 4 号罐或竹罐大、中号罐在拔罐经络与穴位或部位进行闪罐，补法从下到上，泻法从上到下。

（2）走罐　涂少量甘油或凡士林在拔罐部位，选取玻璃罐或陶瓷罐 1 ～ 4 号罐或竹罐大、中号罐进行走罐，由上至下进行走罐，以皮肤起红晕为度。

（3）留罐　选择不同型号罐，留罐 7 ～ 13 分钟。

（4）起罐　一手夹持罐体，另一手拇指按压罐口皮肤，待空气进入罐内及罐体完全脱离皮肤 1 ～ 3 秒后起罐，起罐时勿强拉，以免局部疼痛及损伤皮肤。

5. 拔罐顺序：背部及四肢从上到下拔罐；胸腹部先从腹部神阙穴开始到胸部，因胸部的肋骨部位肌肉较薄，拔罐时间长容易起泡。另外，胸部宜选择中、小号罐具。

6. 根据补泻原则，采用不同大小的拔罐具和不同的拔罐时间、拔罐力度、罐痧程度等。

7. 拔罐数量：经络拔罐采用背部、腹部与上肢、下肢经络交替与依从循环，每次拔罐 20 ～ 30 个。穴位拔罐采用循经或辨证取穴，每次拔罐 7 ～ 9 个。阿是穴或脏腑相应部位拔罐，每次拔罐 10 ～ 13 个。

8. 每周治疗 3 ～ 4 次。补法拔罐 7 ～ 9 分钟，泻法拔罐 10 ～ 13 分钟。

第三节　中药平衡罐操作方法

1. 取舒适体位及暴露拔罐部位。

2. 根据医嘱选择经络与穴位：选择背部督脉、膀胱经、胆经穴位及周围皮部阿是穴。

3. 玻璃罐及陶瓷罐用 TDP 或拔罐保温车加热，将中药散剂用姜汁、水或酒调为糊状加热（47～50℃）后用大棉签涂在拔罐部位，玻璃罐或陶瓷罐温度在 43～47℃后拔罐。留罐过程中在玻璃罐或竹筒罐上加盖大浴巾保持温热效果。

4. 拔罐方法

（1）闪罐　玻璃罐及陶瓷罐 4 号罐或竹罐大号罐在背部大椎穴及两侧膀胱经分别从上到下闪罐 3 个来回。

（2）揉罐　闪罐至火罐温热时，施术者用全手紧握罐体或用食、中二指扣住罐中，稍用力将火罐沿督脉及膀胱经走向揉背部 3 次。

（3）走罐　涂少量甘油或凡士林在背部，选取玻璃罐或陶瓷罐 3 号罐，沿督脉及膀胱经走向推罐 3 个来回。督脉宜补不宜泻，力度应小；膀胱经推罐吸力适中，以皮肤起红晕为度。

（4）抖罐　沿背部两侧膀胱经缓慢由上至下同时摇动罐体，抖罐 3 个来回，以增强其吸附力及吸附范围，可见抖罐处皮肤变红。

（5）留罐　所有手法完成后，在背部督脉、膀胱经、胆经穴位及周围皮部阿是穴留罐，留罐时间 7～13 分钟。

（6）起罐　一手夹持罐体，另一手拇指按压罐口皮肤，待空气进入罐内及罐体完全脱离皮肤 1～3 秒后起罐，起罐时勿强拉，以免局部疼痛及损伤皮肤。

5. 每周治疗 1～2 次，每次治疗 40～50 分钟。

第四节　中药拔罐操作注意事项

1. 治疗前向患者解释中药拔罐治疗的目的、作用及注意事项。操作时选择避风处，以免患者感受风寒外邪而加重病情或引发感冒。

2. 拔罐前要洗手，拔罐用具边缘要钝滑，避免划伤皮肤。

3. 对消瘦、年老体弱、感觉迟钝、不耐受者，注意调整拔罐力度；皮肤破损及局部炎症、水肿处不宜拔罐；女性月经期、饱食、酒后、饥饿状态下也不宜拔罐。

4. 治疗过程中注意用大浴巾遮盖保暖，避免寒邪入侵及保持温热效果；嘱患者闭目养神，以增强治疗效果。

5. 询问患者温热感，注意拔罐具的温度，避免温度过低患者舒适感不强或温度过高烫伤皮肤；如有烫伤，采用 95% 酒精湿敷 30 分钟后再用湿润烧伤膏外涂，纱布覆盖。

6. 拔罐过程中注意观察患者病情，如面色苍白、心慌、胸闷、头晕、大汗淋漓，立即停止拔罐，并报告医生及配合处理。

7. 拔罐后嘱患者适当喝温热水，3 小时内不宜洗澡及避风寒。

中药竹罐　　　　　　　　　　　中药平衡罐

| 第十章 |
中药刮痧

第一节 中药刮痧的目的、作用及适应证与禁忌证

一、中药刮痧的目的与作用

刮痧是传统中医疗法之一，以中医辨证理论和经络学说为指导，根据疾病及证候的不同，采用刮痧板在人体表面的特定部位反复进行刮痧，使躯体皮肤表面出现局部潮红、紫红、紫黑色瘀斑、小点状紫红色疹（痧痕），以达到疏通经络、调节脏腑功能、扶正祛邪、清热解毒、开窍醒神、解除疲劳、增强体质及防病治病的目的。

我们创新的中药刮痧疗法是采用竹筒刮痧具及中药刮痧散在体表的经络、穴位或阿是穴部位进行竹筒、竹弧和角刮的手法，利用竹筒刮、推、按及温热效应与中药三者协同作用，使中药更好地被皮肤吸收，刺激经络与穴位，较传统刮痧具有更好的温经活络、平衡阴阳、调和气血、健脾祛湿、温中散寒、散瘀止痛、清热泻火及排毒养颜等作用。中药刮痧通过多经络、多穴位、多部位的大面积刮痧，能达到疏通全身经络及调节脏腑功能的作用。

二、中药刮痧的适应证

中药刮痧适用于风、寒、湿、热、毒、瘀等导致的各种疾病，

如胃脘痛、泄泻、呕吐、吐酸、腹痛、胁痛、便秘、感冒、咳嗽、胸痛、胸痹、痛风、痛经、月经不调、腺小叶增生、失眠、痹证、颈椎病、腰椎病及外科疾病术后康复期等。

三、中药刮痧的禁忌证

1. 孕妇的腹部、腰骶部，妇女的乳头部位禁刮。

2. 白血病、血小板减少患者慎刮。出血性疾病、脏腑功能衰竭及全身重度浮肿的患者禁刮。

3. 皮肤有溃烂、损伤、炎症的患者患病部位都不宜刮痧。

4. 大病初愈、重病、气血亏虚者禁刮。

第二节 中药刮痧操作方法

1. 将刮痧竹筒与中药一起煮沸 15 ～ 30 分钟。

2. 告知患者中药刮痧的目的、作用及注意事项，取舒适体位及暴露刮痧部位。

3. 根据医嘱选择刮痧经络、穴位或部位。①经络刮痧：第一次刮痧选择背部督脉、膀胱经及胆经，第二次刮痧选择腹部任脉、脾经、胃经及上肢大肠经、肺经、心经，第三次刮痧选择下肢膀胱经、脾、胃、肾、肝、胆经。②穴位刮痧：采用循经或辨证取穴。③阿是穴或脏腑相应部位刮痧：选择背部、腰部或胃脘部等。

4. 取出煮沸的竹筒，将中药散粉放入竹筒，加入甘油 3 ～ 5mL，用姜、酒、水等调成糊状，用大棉签涂在刮痧部位后进行刮痧。刮痧过程中竹筒温度下降及刮痧部位药干后，用注射器加入 3 ～ 5mL 温热中药水，与竹筒内的中药糊拌匀后再涂于刮痧部位，反复 3 ～ 7 次，定时更换竹筒并使刮痧竹筒内温度维持在 43 ～ 47℃。

5. 刮痧方法：在传统刮痧方法的基础上改进，有筒刮、弧刮和角刮（竹筒角度分别为 0°、10°～ 15°、30°～ 45°）的刮痧手法。

6. 刮痧方向：肩背部、腹部及四肢的督脉、膀胱经、任脉、大肠经、脾经、胃经先从上到下刮痧 3 次以激发经气；颈部从上到下或从下到上刮；肩及锁骨部位横刮；背部及胸部有肋骨部位从下到上或从下到上 45°斜刮（避免与骨头方向一致而产生摩擦及疼痛感）；腰部及腹部横刮或竖刮；大椎及神阙穴横刮或回旋刮；四肢从上到下或从下到上刮。

6. 根据补泻原则，采用不同刮痧具、刮痧时间、刮痧力度和出痧程度等。

7. 每周刮痧 3 ～ 4 次，每次刮痧时间：补法 15 ～ 20 分钟，泻法 30 ～ 40 分钟。

第三节　中药刮痧操作注意事项

1. 治疗前向患者解释中药刮痧治疗的目的、作用及注意事项。操作时选择避风处，以免患者感受风寒外邪而加重病情或引发感冒。

2. 刮痧前要洗手，刮痧用具边缘要钝滑，避免划伤皮肤。

3. 注意观察刮痧部位的情况，对消瘦、年老体弱、感觉迟钝、不耐受者，注意调整力度与角度；妇女月经期、皮肤破损及局部炎症、水肿处不宜刮痧；患者饱食、酒后、饥饿状态下也不宜刮痧。

4. 治疗过程中注意遮盖保暖，嘱咐患者闭目养神，以增强治疗效果。

5. 询问患者温热感，注意刮痧竹筒的温度，避免温度过低患者舒适感不强或温度过高烫伤皮肤；如有烫伤，采用 95% 酒精湿敷 30 分钟后，再用湿润烧伤膏外涂，纱布覆盖。

6. 操作中注意观察患者病情，如面色苍白、心慌、胸闷、头晕、大汗淋漓，立即停止刮痧，并报告医生及配合处理。

7. 刮痧后嘱患者适当喝温开水。刮痧后 3 小时内不宜洗澡及避风寒。

中药刮痧操作视频

下篇

中医特色技术在脾胃病临床应用

| 第十一章 |
胃脘痛

一、胃脘痛的概念

胃脘痛，又称胃痛，是以胃脘部近心窝处疼痛为主症的病证，多以胀痛、隐痛、冷痛、刺痛为主。临床主要表现为中上腹疼痛不适。西医学的急慢性胃炎、胃溃疡、十二指肠溃疡、胰腺炎等病以上腹部疼痛为主要症状者，均属于胃脘痛的范畴。

二、胃脘痛的病因病机

胃脘痛初发急症多属实证，其病主要在胃，可涉及肝；久病慢病、反复发作常见虚证，其病位在脾；也有虚实夹杂，或脾胃同病，或肝脾同病。多由外邪伤胃、饮食伤胃、情志不畅和脾胃失调等导致气机郁滞、胃失和降，故而胃脘痛。

1. 外邪犯胃

感受外邪，内客于胃，导致气机阻滞，不通则痛。临床最多见寒邪犯胃，寒气收引，气机凝滞，胃失和降，故而胃脘急痛。

2. 饮食不节

饮食不节，暴饮暴食，饥饱无常，过食肥甘厚腻，损伤脾胃，胃气耗损，致气机阻滞，不通则痛。临床最多见饮食积滞，宿食积滞，郁久化热，阻遏中焦，胃失和降，故发胃痛。

3. 情志不畅

喜忧无常、思虑过度、悲愤恼怒等均可导致肝失疏泄，肝气乘脾，气机不畅，甚至气滞血瘀，胃气阻滞，而发胃脘疼痛。临床最常见肝气不疏，郁久化火，或肝气犯胃，胃失和降，致胃脘隐痛，缠绵难愈。

4. 久病体虚

先天不足，后天失养，或久病体虚，耗损中气，致脾失健运，胃失和降，故而胃痛迁延。临床最常见脾胃虚寒之证，脾气虚弱，中阳不足，胃失濡养，不荣则痛。

三、胃脘痛辨证论治及中医特色技术应用

（一）寒邪客胃证

1. 临床证候

胃脘隐痛，久病不愈，反复发作，喜温喜按，劳累或受凉后发作或加重，泛吐清水；神疲纳呆，四肢倦怠，手足不温，大便溏薄；舌淡苔白，脉虚弱或迟缓。

2. 治法

温中散寒，行气止痛。

3. 中医特色技术应用

选择恒温雷火灸或恒温姜疗。

（1）恒温雷火灸　选择脾俞、胃俞与中脘、关元、气海、足三里等穴交替，每天 1 次，每次 20 分钟。如寒气较重者，可增加大椎、神阙、肾俞位；如痛症较重者，可增加合谷穴。

（2）恒温姜疗　第一次选择背部督脉、膀胱经，第二次选择腹部任脉、脾经、胃经，第三次选择下肢脾、胃、肾经交替。在

施灸经络铺以新鲜生姜泥 350g。将点燃的艾条放恒温灸具并将恒温灸具放在施灸经络上进行施灸，注意观察患者，询问温度，预防烫伤。每周 3 次，每次 30 分钟。

（二）饮食积滞证

1. 临床证候

胃脘胀痛，胀满拒按，不欲饮食，餐后加重，嗳腐吞酸，或呃逆嗳气，或呕吐不消化食物，吐后痛减，大便不爽，气味臭秽；舌苔厚腻，脉滑。

2. 治法

消食导滞，和胃止痛。

3. 中医特色技术应用

（1）恒温雷火灸　选择脾俞、胃俞与中脘、足三里、关元等穴交替，每天 1 次，每次 20 分钟。如食积较重者，可增加膈俞、大肠俞穴；如湿气较重者，可增加阴陵泉穴。

（2）中药刮痧　第一次选择背部督脉、膀胱经，第二次选择腹部任脉、脾经、胃经，第三次选择下肢脾经、胃经。用大棉签将中药涂在刮痧的经络上，采用竹筒泻法刮痧。每周 3 次，每次 30 ～ 40 分钟。刮痧中药：焦山楂、陈皮、茯苓、莱菔子、枳实。

（3）中药拔罐　取竹罐用中药煮沸 10 分钟。每次刮痧后在相应经络拔罐，每次拔罐 20 个左右，留罐 10 ～ 13 分钟。药物竹罐浸泡药液：保和丸合枳实导滞丸加减，药用焦山楂、陈皮、茯苓、莱菔子、枳实、黄芩、炒白术、甘草。

（三）肝胃不和证

1. 临床证候

胃脘胀满，痛及两胁，胸闷痞塞，情志不畅，喜长叹息，嗳气泛酸，口干口苦，大便不畅，便后或矢气后得缓；舌苔薄白，脉弦。

2. 治法

疏肝和胃，理气止痛。

3. 中医特色技术应用

（1）中药刮痧　选择肝俞、脾俞、胃俞、中脘、足三里穴。如郁热较重者，可增加大椎、合谷；如气滞较重者，可增加膈俞、关元、太冲。刮痧中药：柴胡、陈皮、香附、川芎、白芍、甘草。每周3次，每次30～40分钟。

（2）中药拔罐　每次刮痧后在相应穴位拔罐，留罐10～13分钟。药物竹罐浸泡药液：柴胡疏肝散合平胃散加减，药用柴胡、川芎、香附、枳壳、白芍、甘草、苍术、陈皮、厚朴。

（四）脾胃虚寒证

1. 临床证候

胃脘隐痛，迁延日久，喜温喜按，饿时痛甚，进食则缓，遇寒加重；神疲纳呆，泛吐清水，畏寒肢冷，大便稀溏，小便清长；舌淡苔白，脉虚弱或迟缓。

2. 治法

温中补虚，和胃止痛。

3. 中医特色技术应用

恒温雷火灸与恒温姜疗交替。

（1）恒温雷火灸　选择脾俞、胃俞、中脘、关元、足三里等穴，隔天1次，每次20分钟。如湿气较重者，可增加肾俞、阴陵泉、三阴交穴。

（2）恒温姜疗　第一次选择背部督脉、膀胱经，第二次选择腹部任脉、脾经、胃经，第三次选择下肢脾经、胃经、肾经。隔天1次，每次30分钟。

四、典型病例分享

患者李某，男，45岁。

主诉：反复胃脘痛5年。

现病史：患者自述近5年反复胃脘部隐痛，偶有刺痛，平时喜食冷饮、冰啤酒等，每于进食生冷食物后发作，多次就诊，服用奥美拉唑等西药治疗，后多次服用中草药治疗，症状反复，迁延不愈；伴有反酸，大便溏烂，黏滞不爽，日行1～2次，手足不温，神疲纳差，腰酸乏力，失眠多梦，口唇紫暗；舌淡，苔白厚，脉沉弦涩。

既往史：既往无特殊。

诊断：胃脘痛；证属中焦虚寒，脾虚湿盛，气滞血瘀。

病机：久病体虚，中焦虚寒，脾失健运，内生痰湿，气机不畅。

治法：温中补虚，理气止痛。

中医特色技术应用：恒温雷火灸与中药闪罐联合恒温姜疗交替应用。

（1）恒温雷火灸　选择脾俞、胃俞、中脘、足三里、关元、阴陵泉等穴，隔天1次，每次20分钟。

（2）中药拔罐联合恒温姜疗　取督脉、膀胱经闪罐3～5分钟以激发经气和阳气后行恒温姜疗，隔天 1 次，每次 30 分钟。拔罐中药：黄芪建中汤合丹参饮加减，药用黄芪、桂枝、白芍、生姜、甘草、丹参、砂仁、茯苓、川芎。

疗效：使用中医特色治疗 1 周，患者诸症缓解，好转出院。

| 第十二章 |

吐　酸

一、吐酸的概念

吐酸是由于患者自觉分泌过多胃酸，酸水上逆至咽部导致不适的病证。吐酸可见于西医学的胃食管反流病、反流性食管炎、慢性胃炎等患者。

《素问·至真要大论》首次言明了"吐酸"这一症状，并认为以热多见。《医林绳墨》中有吐酸症状的相关描述："吞酸者，胃口酸水攻激于上，以致咽嗌之间，不及吐出而咽下，酸味刺心，有若吞酸之状也。"《寿世保元·吞酸》曰："夫酸者肝木之味也，由火盛制金，不能平木，则肝木自甚，故为酸也。"阐明了吐酸与肝木相关。

二、吐酸的病因病机

吐酸的病因错综复杂，多归结为感受外邪、饮食所伤、情志失畅、劳倦体伤、先天不足、脾胃虚弱等病因。

1. 饮食所伤

饮食不节制，饮酒过度、偏食辛辣或喜食肥甘厚腻，湿积滞中焦，久而化热；长期过食或暴食生凉食物，易损伤中焦阳气；饥饿过度，损伤胃气。以上均可损伤脾胃的受纳运化能力。

2. 情志失调

思则伤脾，怒则伤肝，肝脾损伤，肝失疏泄，横逆犯胃，脾胃气机郁滞不畅，脾运化功能失常，胃气上逆，胃失和降，则发为本病。如《素问·阴阳应象大论》曰："思伤脾。"《素问·举痛论》曰："思则……气结矣。"《灵枢·本神》曰："愁忧者，气闭塞而不行。"

3. 外感邪气

受寒、热、湿邪气侵犯易导致脾胃为病。外感寒邪侵犯脾胃，寒性主收引，入侵脾胃，中焦阳气受损，运化功能失常，气机升降失调，则出现胃脘部和（或）胸骨后疼痛等不适。若素体脾胃阳虚，更易受寒邪侵犯发病。

4. 先天不足

素体脾胃虚弱，脾胃运化功能失健，气机不畅，加之外感邪气、饮食失调、情志失调导致气机升降失常，转输运化无能，加剧脾胃虚弱，化源不足而为病。

吐酸的基本病机为肝胃不和，胃失和降，脾胃虚损，中气不足。

三、吐酸辨证论治及中医特色技术应用

（一）肝胃不和证

1. 临床证候

反酸，胸骨后及胃脘部有灼热感或疼痛，脘胁胀痛，嗳气，呕吐酸水或苦水，大便不爽；舌红，苔薄白，脉弦。

2. 治法

疏肝柔肝，和胃降逆。

3. 中医特色技术应用

（1）中药穴位刮痧　选取肝俞、中庭、太冲、阳陵泉、胆俞、胃俞穴刮痧，以皮肤表面局部出痧为度，隔天1次，每次15～20分钟，以通达气机为度。刮痧中药：木香、黄芩、白芍、甘草、枳实、白术、法半夏。

（2）中药拔罐　选择膀胱经、任脉、胃经与肝经穴位（肝俞、脾俞、胃俞、中脘、中庭、期门、足三里）。将药物罐吸附于相应的穴位上，采用泻法操作，隔天1次，留罐10～13分钟。拔罐中药：当归芍药散合小柴胡汤加减，药用当归、白芍、白术、泽泻、柴胡、黄芩、法半夏、川芎、枳实。

（二）胆热犯胃证

1. 临床证候

反酸，胸骨后及胃脘部有灼热感或疼痛，脘胁胀痛，口干口苦，大便不爽；舌红，苔黄微腻，脉滑。

2. 治法

清胆化湿，和胃降逆。

3. 中医特色技术应用

（1）中药拔罐　选取督脉、膀胱经及胆经穴位进行药物罐留罐，如胃俞、脾俞、肝俞、胆俞、阳陵泉等穴位或部位，每次拔罐20～30个，3天1次，留罐10～13分钟。拔罐中药：黄连、黄芩、陈皮、法半夏、茯苓、白术、莪术、浙贝母、茵陈。

（2）中药刮痧　选择背部督脉、膀胱经、胆经及下肢脾经、胃经、胆经交替刮痧。用大棉签将中药涂在刮痧的经络上，采用竹筒泻法刮痧。隔天1次，每次30～40分钟。刮痧中药：枳实、厚朴、木香、木通、黄连。

（三）中阳不运证

1. 临床证候

反酸或泛吐清水，嗳气或反流，面白无华，乏力，心烦，头晕，肢冷，自汗，少眠，肌肤不泽；舌淡，苔薄，脉沉细。

2. 治法

补中健脾，和胃降逆。

3. 中医特色技术应用

选择恒温雷火灸或中药走罐联合恒温姜疗。

（1）恒温雷火灸　选择脾俞、胃俞、中脘、气海、关元、足三里、涌泉等穴位，每天上午 9 ～ 11 时（巳时）灸 1 次，每次 20 分钟。以患者感到皮肤温热舒适而不灼痛为度。

（2）中药走罐联合恒温姜疗　选择背部督脉、膀胱经与腹部任脉、脾经、胃经穴位交替。先在经络上采用中药走罐 3 ～ 5 分钟，开经络，动员阳气生发。接着在施灸部位衬垫毛巾，铺以新鲜生姜泥 350g。将恒温灸具放在背部或腹部上进行施灸，注意观察患者，询问温度，预防烫伤。每周 3 次，每次灸 30 分钟。

（四）阴阳两虚证

1. 临床证候

反酸，烧心，烦躁，形寒肢冷，不思饮食，口干不欲饮，腰膝酸软；舌质淡，苔薄白，舌体胖大，脉沉细。

2. 治法

滋阴潜阳，和胃降逆。

3. 中医特色技术应用

中药刮痧联合恒温雷火灸与中药刮痧联合恒温姜疗交替应用。

（1）中药穴位刮痧 选取督脉及膀胱经刮痧，每次 15 ～ 20 分钟，以通达气机为度。

（2）恒温雷火灸 中药刮痧后选择脾俞、胃俞、中脘、气海、关元、足三里、涌泉、三阴交等穴位，3 天 1 次，每次 20 分钟。以患者感到皮肤温热舒适而不灼痛为度。

（3）恒温姜疗 中药刮痧后选择背部督脉、膀胱经与腹部任脉、脾经、胃经穴位交替。3 天 1 次，每次 30 分钟。

（五）肺肾失交证

1. 临床证候

嗳气或呃逆频频，烧心，乏力，动则汗出，午后潮热，口苦，肩背酸痛，下肢酸楚，脚抽搐，耳鸣，耳聋；舌体小，苔白，脉细弱。

2. 治法

补益肺肾，和胃降逆。

3. 中医特色技术应用

（1）中药拔罐 选取背部穴位留罐，如胃俞、脾俞、肺俞、肾俞穴，隔天 1 次，每次补法拔罐 9 分钟。拔罐中药：金水汤，药用熟地黄、山茱萸、天门冬、地骨皮、牡丹皮、沙参。

（2）中药刮痧 选取大椎、肺俞、脾俞、胃俞、肾俞、命门穴进行刮痧，以皮肤表面局部出痧为度，隔天 1 次，每次 15 ～ 20 分钟。刮痧中药：木香、黄芩、白芍、甘草、枳实、白术、法半夏。

四、典型病例分享

患者王某，女，46 岁。

主诉：反复反酸、嗳气 3 年余。

现病史：患者自述 3 年前无明显诱因出现反酸、嗳气，偶有胃脘部隐痛，恶心欲吐，口干口苦，无明显胸骨后灼热不适。曾于外院行电子胃镜检查示"反流性食管炎（A 级）"，规律服用 PPI 药物治疗数月，症状未见明显改善，且停药后病情反复加重。现为求进一步诊治，随来就诊。症见：反酸、嗳气，时有胃脘部疼痛，口干口苦，偶有恶心欲吐，无明显胸骨后烧灼感，纳少，寐差梦多，大便不爽，1～2 次/日；舌质红，苔厚微黄，脉滑。

既往史：既往无特殊。

中医诊断：吐酸；胆热犯胃证。

病机：中焦不运，内生湿热，胆热犯胃，胃气上逆。

治则：清胆化湿，和胃降逆。

中医特色技术应用：

（1）中药刮痧　选取督脉、膀胱经及胆经泻法刮痧为主，配合肝俞、胆俞、胃俞、阳陵泉、太冲穴点拔刮痧，隔天 1 次，每次 30～40 分钟，以通达气机为度。

（2）中药拔罐　选择背部督脉、膀胱经、胆经与下肢脾经、胃经、胆经交替应用。隔天 1 次，每次拔罐 20 个左右，留罐 10～13 分钟。中药拔罐与中药刮痧处方：黄连、黄芩、陈皮、木香、法半夏、茵陈。

疗效：患者使用中医特色治疗 1 周自觉反酸、嗳气、胃脘部隐痛等症状缓解，恶心欲吐症状消失。继按原方案治疗 1 周，患者诸症好半。嘱患者 2 周内可每周返院行中药刮痧及中药拔罐治疗 1 次。

第十三章

痞 满

一、痞满的概念

痞满是指以自觉心下痞塞，脘腹胀满，触之无形，按之柔软，压之无痛为主要症状的一种病证。临床上主要表现为上腹胀满不舒，若延及下腹部则称为脘腹胀满。痞满是脾胃系疾病中较为常见的疾病，西医学的慢性胃炎、胃神经官能症、胃下垂、功能性消化不良等属于本病的范畴。

痞满的病名首见于《黄帝内经》，称为"痞""满""痞满""痞塞"等。《素问·异法方宜论》曰："脏寒生满病。"《素问·五常政大论》曰："备化之纪……其病痞""卑监之纪……其病留满痞寒。"《伤寒论》对本病证的理法方药论述颇详，如"但满而不痛者，此为痞"，提出"痞"的基本概念，并指出该病的病机是正虚邪陷，升降失调，拟定了寒热并用、辛开苦降的治疗大法，所创诸泻心汤乃是治痞满之祖方，一直为后世医家所常用。金元时期著名医学家李东垣大倡脾胃内伤之说，对本病证的理法方药阐发甚详。明代张介宾在《景岳全书·痞满》中从虚实论痞满，对本病的辨证更为详细："痞者，痞塞不开之谓。满者，胀满不行之谓。盖满则近胀，而痞则不必胀也。所以痞满一证，大有疑辨，则在虚实二字。凡有邪有滞而痞者，实痞也；无物无滞而痞者，虚痞也。有胀有痛而满者，实满也；无胀无痛而满者，虚满也。实痞、实满者，可散可消；虚痞、虚满者，非大加温补不可。"

二、痞满的病因病机

多因感受外邪、情志失调、内伤饮食、体虚久病等，引起中焦气机不利、脾胃升降失常而发生痞满。

1. 感受外邪

外感寒邪，卫行不畅，气滞于内，或误下伤中，邪气乘虚内陷，结于胃脘，阻塞中焦气机，致升降失司，遂成痞满。

2. 情志失调

抑郁恼怒，情志不遂，致肝气郁滞，失于疏泄，横逆乘脾犯胃，脾胃升降失常，或因忧思伤脾，使脾气受损，运化不力，胃腑失和，气机不畅，发为痞满。

3. 内伤饮食

饮食不节，恣口腹之欲，纵享冷饮生鲜，嗜食肥甘厚味，贪饮酒浆醪醴，越脾胃运化之权，使饮食化积，痰湿内生，气机被阻，而生痞满。

4. 体虚久病

先天禀赋不足，素体脾胃气虚，中焦升降无力，或气虚日久渐至阳虚，寒邪伤中，中焦失于温运，或化生痰湿之邪，肝气日久伤阴，阴津伤则胃失濡养，受纳腐熟无权，而成虚痞。

痞满的病机，概括起来主要包括外邪、积滞、痰湿、体虚，既可以单独出现，又可相兼为患，致使邪气困阻，脾不升清，胃不降浊，中焦气机壅滞，发为痞满。

三、痞满辨证论治与中医特色技术应用

（一）实痞

1. 外寒内滞证

（1）临床证候　脘腹痞闷，不思饮食，嗳气呕恶，恶寒发热，头痛无汗，身体疼痛，大便溏薄；舌苔薄白或白腻，脉浮紧或濡。

（2）治法　理气和中，疏风散寒。

（3）中医特色技术应用　①中药拔罐：本证型有外寒病机，宜选择背部督脉、膀胱经胃俞以上穴位，取风池、大椎、肺俞、风门、脾俞、胃俞等穴，隔天 1 次，每次拔罐 10～13 个，拔罐时间 7～9 分钟。拔罐中药：高良姜、香附、苏叶、生姜。②恒温雷火灸或恒温艾灸：中药拔罐后在上述穴位施灸，每天上午 9～11 时（巳时）灸 1 次，每次 20～30 分钟。

2. 饮食内停证

（1）临床证候　脘腹痞胀，进食尤甚，嗳腐吞酸，恶食呕吐，或大便不调，矢气频作，臭如败卵；舌苔厚腻，脉滑。

（2）治法　消食和胃，行气消痞。

（3）中医特色技术应用　①中药拔罐：选取膈俞、肝俞、脾俞、胃俞、大肠俞、足三里、上巨虚等穴泻法拔罐。夹痰湿者加用丰隆穴，夹气滞者加用期门、膻中穴。隔天 1 次，每次 10～13 分钟。②中药刮痧：选择腹部从上脘到神阙及周围皮部与四肢合谷、足三里、丰隆、上巨虚穴交替使用泻法刮痧。隔天 1 次，每次 15～20 分钟。拔罐与刮痧中药：枳实、厚朴、陈皮。

3. 痰湿中阻证

（1）临床证候　脘腹痞塞不舒，胸膈满闷，头晕目眩，身重困倦，呕吐纳呆，口淡不渴，小便不利；舌苔白厚腻，脉沉滑。

（2）治法　燥湿健脾，化痰理气。

（3）中医特色技术应用　①恒温雷火灸：选择脾俞、胃俞、中脘、足三里、关元、丰隆穴，每天上午9～11时（巳时）灸1次，每次20分钟。②中药拔罐：第一次选择背部督脉、膀胱经，第二次选择腹部任脉、脾经、胃经，第三次选择下肢脾经、胃经，背、腹部及下肢交替。隔天1次，每次拔罐20～30个，留罐10～13分钟。拔罐中药：茯苓、姜半夏、厚朴、生姜。

4.寒热错杂证

（1）临床证候　心下痞满，纳呆呕恶，嗳气不舒，肠鸣下利；舌淡，苔腻，脉濡或滑。

（2）治法　辛开苦降，寒热平调。

（3）中医特色技术应用　①中药拔罐：选取膈俞、肝俞、脾俞、胃俞、大肠俞、合谷、阳陵泉、足三里、上巨虚等穴，隔天1次，留罐10～13分钟。②中药刮痧：选取任脉膻中至上脘段与脾经膝关节以下至内踝处交替使用，泻法刮痧。隔天1次，每次30～40分钟。拔罐与刮痧中药：枳实、厚朴、黄芩。

5.肝郁气滞证

（1）临床证候　脘腹痞闷，胸胁胀满，心烦易怒，善太息，呕恶嗳气，或吐苦水，大便不爽；舌淡红，苔薄白，脉弦。

（2）治法　疏肝解郁，和胃消痞。

（3）中医特色技术应用　采用中药刮痧联合恒温艾灸或中药拔罐联合恒温艾灸方法。①中药刮痧：选取肝俞、胆俞、胃俞与阳陵泉、三阴交、太冲穴进行交替刮痧，以皮肤表面局部出痧为度，每天1次，每次5～10分钟，以通达气机为度。刮痧中药：木香、青皮、橘皮、甘草、乌药、枳壳。②中药拔罐：选择膀胱经、华佗夹脊穴、任脉及胃经穴位（肝俞、膈俞、脾俞、第 7 ～ 12 胸椎的夹脊穴、中脘、气海、关元）进行闪罐，每天 1 次，每次 10 分钟。闪罐中药：柴胡疏肝散加减，药用陈皮、柴胡、川芎、香附、枳壳、芍药、郁金。③恒温艾灸：中药刮痧或拔罐后，选择肝俞、膈俞、脾俞、胃俞穴进行施灸，每天 1 次，每次 20 分钟。

（二）虚痞

1. 脾胃虚弱证

（1）临床证候　脘腹满闷，时轻时重，喜温喜按，纳呆便溏，神疲乏力，少气懒言，语声低微；舌质淡，苔薄白，脉细弱。

（2）治法　补气健脾，升清降浊。

（3）中医特色技术应用　恒温雷火灸与恒温姜疗交替应用。①恒温雷火灸：选择脾俞、胃俞、肾俞、中脘、关元、足三里等穴，隔天上午 9 ～ 11 时（巳时）灸 1 次，每次 20 分钟。以患者感到皮肤温热舒适而不灼痛为度。②恒温姜疗：选择背部督脉、膀胱经与腹部任脉、脾经、胃经交替。在施灸部位衬垫毛巾，铺以新鲜生姜泥 350g。将点燃的艾条放在恒温灸具里，再将恒温灸具放在施灸部位上施灸。隔天 1 次，每次 30 分钟。

2. 胃阴不足证

（1）临床证候　脘腹痞闷，嘈杂，饥不欲食，恶心嗳气，口燥咽干，大便秘结；舌红少苔，脉细数。

（2）治法　养阴益胃，调中消痞。

（3）中医特色技术应用　①中药拔罐：选取膈俞、肝俞、脾俞、胃俞、大肠俞、足三里、上巨虚等穴进行拔罐操作。隔天 1 次，每次留罐 7 ～ 9 分钟。②中药刮痧：选择任脉膻中至上脘与下肢脾经交替使用，补法刮痧。隔天 1 次，每次 15 ～ 20 分钟。

拔罐与刮痧中药：麦冬、沙参、生地黄。

四、典型病例分享

患者张某，女，72岁。

主诉：胃脘胀满3年，加重3天。

现病史：患者3年前因饮食不慎出现胃脘胀满不适，进食后加重，伴嗳气、纳食减少，乏力，经治疗病情好转（具体诊治不详），仍时有发作。3天前进食糯米后症状加重，自行服用保济丸未见明显好转，遂来诊。症见：胃脘满闷不适，饭后尤甚，喜温喜按，得嗳气及矢气减轻，食多则加重，伴恶心、嗳气，困倦乏力，手足欠温，纳呆便溏；舌淡，苔薄白，脉细弱。

既往史：有慢性胃炎病史10年。

中医诊断：痞满（胃痞）；脾胃虚弱证。

病机：脾胃虚弱，气机升降失常。

治疗原则：补气健脾，升清降浊。

中医特色技术应用：恒温雷火灸与中药闪罐联合恒温姜疗交替应用。①恒温雷火灸：选择脾俞、胃俞、中脘、足三里穴，隔天1次，每次20～30分钟。②中药闪罐联合恒温姜疗：选择背部膀胱经肝俞、膈俞、脾俞、胃俞、肾俞、大肠俞与腹部上脘、中脘、下脘、天枢、期门穴进行闪罐。拔罐中药：补中益气汤加减，药用党参、黄芪、白术、炙甘草、陈皮、升麻、柴胡、当归。恒温姜疗选择背部督脉、膀胱经与腹部任脉、脾经、胃经交替。隔天1次，每次灸30分钟。

疗效：患者使用中医特色治疗1周自觉身体轻便，胃脘满闷、困倦乏力、手足欠温、纳呆便溏等症状减轻，恶心消失。继按原方案治疗1周，患者诸症皆减出院，嘱其6周内定期返院行恒温姜疗。

| 第十四章 |

呕　吐

一、呕吐的概念

呕吐是由于胃失和降、气逆于上，迫使胃内容物从口而出的病证。古代文献将呕与吐进行了区别：有物有声谓之呕，有物无声谓之吐，无物有声谓之干呕。临床呕与吐常同时发生，很难截然分开，故统称为呕吐。作为临床常见的一个症状，呕吐可见于西医学的急慢性胃炎、幽门梗阻、食源性呕吐、神经性呕吐、十二指肠壅积症等，以上疾病均可参照本节辨证论治。

呕吐的病名首见于《黄帝内经》。《素问·至真要大论》曰："诸呕吐酸……皆属于热""诸逆冲上，皆属于火。"指出呕吐与火邪关系密切。同时也注意到其他脏腑病变可以引起呕吐。如《灵枢·四时气》云："邪在胆，逆在胃，胆液泄则口苦，胃气逆则呕苦。"说明本病与肝胆有关。张仲景对呕吐进行辨证论治，其创制的半夏泻心汤、小半夏汤等，至今仍有很大的临床应用价值。后世医家也各有发挥。明代张介宾将呕吐分为虚实两大类，对后世影响颇大。《景岳全书·呕吐》曰："呕吐一证，最当详辨虚实。实者有邪，去其邪则愈；虚者无邪，则全由胃气之虚也。"

二、呕吐的病因病机

凡外感、内伤、饮食失节或他病损及于胃，导致胃失和降，气逆于上，皆可发为呕吐。

1. 外邪犯胃

感受风寒暑湿、温热之邪或秽浊之气，侵犯胃腑，气机不利，胃失和降，水谷之物随气逆而上，发为呕吐。六淫之邪均可致呕，但以寒邪致病为多。如《素问·举痛论》言："寒气客于肠胃，厥逆上出，故痛而呕也。"

2. 饮食所伤

胃为水谷之海，主腐熟食物，以降为顺，以通为用。饮食不节，寒热失调，饥饱无常，或过食生冷油腻之品，或食用不洁之物，伤胃滞脾，胃失和降，导致胃气不降，反而上逆为呕吐。或因脾胃运化失常，水谷不能化生为精微，痰饮内生，饮逆于上亦可发生呕吐。

3. 情志失调

情志怫逆，木郁不达，肝气横逆犯胃，以致肝胃不和，气逆而为呕吐。或忧思伤脾，脾失健运，食滞内停，胃失和降亦为呕吐。

4. 脾胃虚弱

素体中阳虚弱，起居、饮食不慎，或劳倦过度，导致中阳不振，不能腐熟水谷，造成运化与升降失常，而引起呕吐。或因病后胃阴不足，失其濡润，引起呕吐。

呕吐的病机为胃失和降，胃气上逆。

三、呕吐辨证论治与中医特色技术应用

（一）寒邪犯胃证

1. 临床证候

突然呕吐，起病较急，发热恶寒，头痛，无汗，脘腹闷胀，

不思饮食；苔薄白，脉浮紧。

2. 治法

解表散寒，和胃降逆。

3. 中医特色技术应用

（1）恒温雷火灸 选择足三里、天枢、关元、脾俞、胃俞、中脘穴，每天上午 9～11 时（巳时）灸 1 次，每次 20 分钟。

（2）中药拔罐 选择督脉、膀胱经与任脉、脾经、胃经交替，3 天 1 次，每次拔罐 20～30 个，拔罐时间背部 9 分钟、腹部及下肢 7 分钟。拔罐中药：高良姜、香附、乌药、生姜。

（二）痰饮内停证

1. 临床证候

呕吐痰涎清水，胸脘痞闷，不思饮食，头眩，心悸；苔白腻，脉滑。

2. 治法

温化痰饮，和胃降逆。

3. 中医特色技术应用

（1）中药拔罐 选取腹部穴位进行药物竹罐留罐，如中脘、下脘、神阙、关元、天枢穴，隔天 1 次，留罐 10～13 分钟。

（2）中药刮痧 选择督脉、膀胱经及任脉、脾经、胃经交替进行刮痧为主，配合大椎、脾俞、胃俞、肾俞与上脘、中脘、下脘、足三里、阳陵泉穴交替进行角刮与点按结合。采用泻法刮痧，隔天 1 次，每次 30～40 分钟。刮痧及拔罐中药：枳实、厚朴、木香、木通、黄连。

（三）饮食积滞证

1.临床证候

呕吐酸腐，吐后反觉舒服，脘腹胀满，嗳气厌食，腹痛；苔厚腻，脉滑。

2.治法

消食化滞，和胃降逆。

3.中医特色技术应用

（1）中药刮痧　选取督脉、膀胱经及任脉、脾经、胃经交替进行刮痧为主，配合膈俞、肝俞、脾俞、胃俞、大肠俞、足三里、上巨虚等穴进行角刮及点按结合刮痧。夹痰湿者加用丰隆穴，夹气滞者加用期门、膻中穴。3天1次，每次30～40分钟。

（2）中药拔罐　中药刮痧后在相应经络与穴位进行中药拔罐，3天1次，留罐10～13分钟。刮痧与拔罐中药：枳实、厚朴、大黄。

（四）肝气犯胃证

1.临床证候

呕吐吞酸，每遇情志刺激则呕吐更甚，嗳气频作，胸胁满痛；舌边红，苔薄，脉弦。

2.治法

疏肝理气，和胃降逆。

3.中医特色技术应用

（1）中药刮痧联合恒温艾灸　①中药刮痧：选取督脉、膀胱经、任脉、肝经、胆经与胃经刮痧，采用刮经络为主，配合肝俞、胆俞、胃俞、阳陵泉、足三里、三阴交穴角刮及点拔结合，每条经络及穴位刮 3 ～ 5 分钟，隔天 1 次，以皮肤表面局部出痧为度。刮痧中药：木香、青皮、橘皮、甘草、乌药、枳壳。②恒温艾灸：选择肝俞、膈俞、脾俞、胃俞穴，每天 1 次，每次 20 分钟。

（2）中药拔罐　选择背部膀胱经、华佗夹脊穴、任脉与胃经穴位（肝俞、膈俞、脾俞、胃俞、第 7 ～ 12 胸椎的夹脊穴、中脘、气海、天枢）。隔天 1 次，留罐 10 分钟。拔罐中药：柴胡疏肝散加减，药用陈皮、柴胡、川芎、香附、枳壳、芍药、郁金。

（五）胃阴不足证

1. 临床证候

呕吐反复发作而吐量不多，口干咽燥，饥不思食，嘈杂；舌红津少，苔少，脉细数。

2. 治法

养阴润燥，降逆止呕。

3. 中医特色技术应用

（1）中药刮痧　选择督脉、膀胱经、任脉、肝经、胃经及大椎、脾俞、胃俞、肾俞、足三里、三阴交、神门穴，以经络为主，配合穴位点按结合，隔天 1 次，每次 15 ～ 20 分钟，以病患可耐受为度。

（2）中药拔罐　刮痧操作后在刮痧经络及穴位进行拔罐，隔天 1 次，每次留罐 7 ～ 9 分钟。刮痧及拔罐中药：麦冬、乳香、延胡索、当归、川芎、小茴香。

（六）脾胃虚弱证

1. 临床证候

饮食稍多即呕吐，时作时止，食欲不佳，口干而不欲多饮，面白少华，乏力，喜暖畏寒，大便溏；舌淡，苔薄，脉细弱。

2. 治法

温中健脾，和胃降逆。

3. 中医特色技术应用

恒温雷火灸与恒温姜疗交替应用。

（1）恒温雷火灸　选择脾俞、胃俞、肾俞、中脘、关元、足三里等穴位，隔天1次，每次20分钟。

（2）恒温姜疗　选择背部督脉、膀胱经与腹部任脉、脾经、胃经穴位交替。先在经络上采用中药走罐3～5分钟，开经络，动员阳气生发。隔天1次，每次灸30分钟。

四、典型病例分享

患者陈某，女，50岁。

主诉：呕吐反复发作3月余，加重2天。

现病史：患者3个月前高热1周，热退后即出现恶心呕吐。到某医院就诊，经胃镜检查，诊断为"萎缩性胃炎"，经西医药物治疗（具体不详），呕吐稍缓解，但未能根治，时作干呕。2天前因睡眠不佳又出现呕吐而来医院就诊。症见：时作干呕，或仅唾涎沫，口燥咽干，胃中嘈杂，似饥而不欲食；舌红少津，脉细数。

既往史：有高血压病史近10年，平时服用尼福达控制血压，血压控制平稳。

中医诊断：呕吐；胃阴不足证。

病机：热病伤阴，胃失濡养。

治疗原则：养阴润燥，降逆止呕。

中医特色技术应用：

（1）中药刮痧　选择督脉、膀胱经、任脉、肝经、胃经及大椎、脾俞、胃俞、肾俞、足三里、三阴交、神门穴，以刮经络为主，配合穴位角刮及点按结合，隔天 1 次，每次 15～20 分钟。

（2）**中药拔罐**　刮痧操作后在刮痧经络及穴位进行拔罐，隔天 1 次，每次留罐 7～9 分钟。刮痧及拔罐中药：麦冬、乳香、延胡索、当归、川芎、小茴香。

疗效：患者使用中医特色治疗 3 天自觉身体轻便，呕吐症状减轻，恶心消失。继按原方案治疗 1 周，患者诸症皆减出院，嘱其定期返院行中药刮痧及中药拔罐治疗。

第十五章

腹　痛

一、腹痛的概念

腹痛是指胃脘以下、耻骨毛际以上部位发生的疼痛。作为临床常见的一个症状，腹痛可见于西医学的不完全性肠梗阻、肠粘连、肠易激综合征、消化不良、急慢性胰腺炎、胃肠痉挛、肠系膜和腹膜病变、腹型过敏性紫癜、泌尿系结石、肠道寄生虫病等，以上疾病均可参照本节辨证论治。

"腹痛"一词最早见于《山海经》。《黄帝内经》对腹痛的病因病机有较为全面的认识。如《素问·举痛论》云："寒气客于小肠，小肠不得成聚，故后泄腹痛矣。"又云："热气留于小肠，肠中痛，瘅热焦渴，则坚干不得出，故痛而闭不通矣。"东汉张仲景《金匮要略》中有"绕脐痛""少腹急结""少腹里急""少腹弦急"等名称，并对腹痛作了较为全面的论述，明确指出腹痛虚实辨证的具体方法和"实者当下"之法。隋·巢元方《诸病源候论》中将腹痛作为一个独立的病名。明代以前，胃脘痛和腹痛经常混称，明代以后将两者明确分开，专立腹痛病名。明·秦景明《症因脉治·腹痛论》指出："痛在胃之下，脐之四旁，毛际之上，名曰腹痛。若痛在胁肋，曰胁痛。痛在脐上，则曰胃痛，而非腹痛。"明确了腹痛与胃痛及胁痛的区别。

二、腹痛的病因病机

腹痛的病因多为感受外邪、饮食所伤、情志失调及素体虚弱、劳倦内伤等，致气机阻滞、脉络痹阻或经脉失养而发生腹痛。

1. 外感时邪

外感风、寒、暑、热、湿邪，外邪伤中，均可导致气机阻滞，经脉受阻。感受寒邪则拘紧不利，脉络绌急，"不通则痛"。感受暑热或湿热之邪则湿蕴中焦，腑气不通，肠道传导失职而发生腹痛。

2. 饮食不节

暴饮暴食，恣伤脾胃，运化不行，饮食停滞；过食肥甘厚腻、辛辣刺激食物，导致湿热阻滞肠胃，气机通降不利；饮食生冷，导致脾失升清，胃失通降，气机阻滞不通。饮食不洁，虫毒为患，阻滞肠腑，"不通则痛"。

3. 情志失调

情志不调，肝失疏泄，气机郁滞，阻滞不通则痛；忧思伤脾，脾失健运，土壅木郁，气机不畅而发生腹痛。

4. 禀赋不足

素体虚弱，或劳倦内伤，导致脾失健运，气血化生乏源，经脉失养，或者大病久病之后，中阳不足，经脉失于温煦，均可出现"不荣则痛"。

5. 外伤致病

跌仆损伤、腹部手术，导致血络受损，经络不畅，脏器粘连，可形成腹中瘀血，中焦气机阻滞，"不通则痛"。

腹痛的病机为脏腑气机不利，气血阻滞，"不通则痛"；或气血不足，经脉失养，脏腑失煦，"不荣则痛"。

三、腹痛辨证论治与中医特色技术应用

（一）寒邪内阻证

1. 临床证候

腹痛拘急，起病急骤，感寒痛甚，得温痛减，形寒肢冷，小便清长，口淡不渴，大便清稀或秘结；舌质淡，苔白腻，脉沉紧。

2. 治法

温中散寒，理气止痛。

3. 中医特色技术应用

（1）恒温雷火灸　选择脾俞、胃俞、中脘、足三里、神阙、关元穴，每天灸1次，每次20分钟。

（2）中药拔罐　选择背部督脉、膀胱经与腹部任脉、脾经、胃经，背与腹部、下肢交替，3天1次，每次拔罐20～30个，拔罐时间背部9分钟、腹部及下肢7分钟。拔罐中药：高良姜、香附、乌药、生姜。

（二）湿热壅滞证

1. 临床证候

腹痛拒按，发热烦渴引饮，大便秘结，或溏滞不爽，汗出不解，小便短黄；舌质红，苔黄燥或黄腻，脉滑数。

2. 治法

泄热通腑，行气导滞。

3. 中医特色技术应用

（1）中药刮痧　选择背部督脉、膀胱经、胆经与腹部任脉、脾经、胃经刮痧为主，背部与腹部、四肢交替，配合大椎、脾俞、胃俞与上脘、中脘、下脘、合谷、足三里、阴陵泉等穴位重点刮痧。采用泻法刮痧，隔天1次，每次30～40分钟。刮痧中药：枳实、厚朴、木香、木通、黄连。

（2）中药拔罐 中药刮痧后在相应的经络与穴位进行留罐，隔天1次，每次拔罐20～30个，留罐10～13分钟。湿热重者，采用平衡罐加强治疗，每周1次，每次40～50分钟。拔罐中药：大柴胡汤加减，药用柴胡、枳实、黄芩、半夏、大黄、延胡索、郁金。

（三）饮食积滞证

1. 临床证候

脘腹胀满，疼痛拒按，嗳腐吞酸，厌食呕恶，痛而欲泻，泻后痛减，或大便秘结；舌苔厚腻，脉滑。

2. 治法

消食导滞，理气止痛。

3. 中医特色技术应用

（1）中药拔罐 选取膈俞、肝俞、脾俞、胃俞、大肠俞、足三里、上巨虚等穴留罐。夹痰湿者加用丰隆穴，夹气滞者加用期门、膻中穴。3天1次，留罐10～13分钟。

（2）中药刮痧 选择背部督脉、膀胱经、胆经与下肢脾经、胃经交替泻法刮痧为主，腹部胀满拒按者，配合足三里、合谷、丰隆穴点按，3天1次，每次30～40分钟。拔罐与刮痧中药：枳实、厚朴、大黄。

（四）肝郁气滞证

1. 临床证候

腹痛胀闷，痛窜两胁，时作时止，甚则痛引少腹，遇忧思恼怒则剧，得嗳气或矢气则舒，善太息；舌质红，苔薄白，脉弦。

2. 治法

疏肝解郁，理气止痛。

3. 中医特色技术应用

采用中药刮痧联合恒温雷火灸或中药拔罐联合恒温雷火灸。

（1）中药刮痧　选取肝俞、胆俞、胃俞与阳陵泉、太冲穴进行刮痧，以通达气机为度，隔天1次，时间15～20分钟。刮痧中药：木香、青皮、橘皮、甘草、乌药、枳壳。

（2）中药拔罐　选择背部膀胱经、华佗夹脊穴、任脉与胃经穴位（肝俞、膈俞、脾俞、胃俞、第7～12胸椎的夹脊穴、中脘、气海、天枢、足三里）。隔天1次，留罐10分钟，部分不耐受患者可采用闪罐操作。拔罐中药：柴胡疏肝散加减，药用陈皮、柴胡、川芎、香附、枳壳、芍药、郁金。

（3）恒温雷火灸　选择肝俞、膈俞、脾俞、胃俞穴，隔天1次，每次20分钟。

（五）瘀血内停证

1. 临床证候

腹痛较剧，痛有定处，其痛如针刺，经久不愈，入夜尤甚；舌质紫暗，脉细涩。

2. 治法

活血化瘀，和络止痛。

3. 中医特色技术应用

中药刮痧　选择背部及四肢穴位（大椎、膈俞、脾俞、胃俞、大肠俞、合谷、血海、足三里）刮痧。隔天1次，每次刮15～20分钟，以患者可耐受为度。刮痧中药：乳香、延胡索、当归、川芎、小茴香。

（六）中虚脏寒证

1.临床证候

腹痛绵绵，时作时止，喜暖喜按，神疲乏力，形寒肢冷，气短懒言，纳食不佳，面色萎黄，大便溏薄；舌质淡，苔白，脉弱或沉缓。

2.治法

温中补虚，缓急止痛。

3.中医特色技术应用

恒温雷火灸与恒温姜疗交替。

（1）恒温雷火灸　选择脾俞、胃俞、肾俞、涌泉与中脘、关元、足三里等穴交替，隔天上午 9 ～ 11 时（巳时）灸 1 次，每次20 分钟。以患者感到皮肤温热舒适而不灼痛为度。

（2）恒温姜疗　选择背部督脉、膀胱经与腹部任脉、脾经、胃经交替。隔天 1 次，每次灸 30 分钟。

（七）虚实夹杂证

1.临床证候

腹痛阵作，时作时止，疼痛程度不一；可伴手足不温，恶心干呕，排便不畅，面色无华；舌质淡，苔白或白腻，脉滑或弦滑。

2.治法

补虚泻实，通腑利气。

3.中医特色技术应用

中药刮痧联合中药拔罐与恒温雷火灸交替应用。

（1）中药刮痧　选择大椎、脾俞、胃俞、大肠俞与足三里、合谷、三阴交穴交替刮痧。每次刮 15～20 分钟，刮痧后在相应穴位拔罐，留罐 7～9 分钟，隔天 1 次。刮痧及拔罐中药：吴茱萸、当归、枳实、厚朴、木香。

（2）恒温雷火灸　选择脾俞、胃俞、中脘、关元、足三里穴，隔天 1 次，每次 30 分钟。

四、典型病例分享

患者，男，69 岁。

主诉：右下腹反复胀痛 3 个月，加重 2 天。

现病史：患者 3 年前因饮食不慎出现右下腹反复胀痛，无明显规律，可自行缓解；伴恶心，咳吐痰涎，纳食减少。自行予冰冷酸奶服用，未特殊用药。2 天前进食大闸蟹及红烧肉后，腹痛阵作，程度较前加重，伴大便溏烂 1 次。自行服用头孢类抗生素治疗 2 日未见明显好转，遂来诊。症见：右下腹胀痛，喜温喜按，得矢气减轻，食多则加重；伴恶心、咳吐黏痰，口苦口黏，头晕乏力，手足欠温，纳差；苔薄黄腻，左脉弦滑，右脉偏沉。

既往史：有高血压病史近 10 年，平时服用尼福达控制血压，血压控制平稳。

中医诊断：腹痛；中虚脏寒证。

辨病机：脾虚湿蕴，气滞寒凝。

治疗原则：健脾化湿，理气散寒。

中医特色技术应用：

（1）中药拔罐　选择背部膀胱经与腹部任脉穴位（肝俞、膈俞、脾俞、胃俞、肾俞、大肠俞与中脘、神阙、关元）闪罐，隔天 1 次。拔罐中药：附子、桂枝、生姜、花椒、吴茱萸。

（2）恒温姜疗　选择背部督脉、膀胱经与腹部任脉、脾经、胃经。先将恒温灸具放在背部督脉及膀胱经灸 20 分钟，再转至腹部任脉、脾经、胃经灸 20 分钟，隔天 1 次。

疗效：患者使用中医特色治疗 3 天自觉身体轻便，腹胀痛、头晕乏力、手足欠温等症状减轻，恶心消失，咳吐痰涎也随之减少。继按原方案治疗 1 周，患者诸症皆减出院，嘱其定期返院行恒温姜疗。

第十六章

泄　泻

一、泄泻的概念

泄泻是以排便次数增多、粪便稀溏，甚至泻出如水样为主要表现的病证。古代将大便溏薄而势缓者称为泄，大便清稀如水而势急者称为泻，现统称为"泄泻"。泄泻是一个病证，西医学的器质性疾病如急性肠炎、炎症性肠病、吸收不良综合征、肠道肿瘤、肠结核等，功能性疾病如肠易激综合征、功能性腹泻等以泄泻为主症的疾病，可以参照本节辨证论治。

本病最早记载于《黄帝内经》，为后世奠定了泄泻的理论基础。《素问·气交变大论》中有"鹜溏""飧泄""注下"等病名。书中还指出风、寒、湿、热皆可致泻。如《素问·举痛论》曰："寒气客于小肠，小肠不得成聚，故后泄腹痛矣。"《素问·阴阳应象大论》有云"湿盛则濡泄""春伤于风，夏生飧泄"等。对于泄泻的病机，《素问·至真要大论》提出"暴注下迫，皆属于热"。对于泄泻所涉及的脏腑及临证表现，《素问·宣明五气》曰："大肠小肠为泄。"《素问·脏气法时论》谓："脾病者……虚则腹满肠鸣，飧泄食不化。"《素问·脉要精微论》曰："胃脉实则胀，虚则泄。"东汉张仲景在《金匮要略·呕吐哕下利病脉证治》中将泄泻、痢疾统称为下利。隋·巢元方《诸病源候论》始明确将泄泻与痢疾分述之。宋代以后才统称为泄泻。宋·陈无择在《三因极一病证方论·泄泻叙论》中提出情志失调亦可引起泄泻，如"喜则散，怒则激，忧则聚，惊则动，脏气隔绝，精神夺散，以致溏泄"。关于泄泻的治疗，明·张介宾提出分利之法是治疗泄泻的原则。《景岳全书·泄泻》云："凡泄泻之病，多由水谷不分，故以利水为上策。"明·李中梓在《医宗必读·泄泻》中提出治泻九法，即淡渗、升提、清凉、疏利、甘缓、酸收、燥脾、温肾、固涩，对后世治疗泄泻影响巨大。清代医家对泄泻的论著颇多，认识日趋完善。

二、泄泻的病因病机

泄泻的病因主要为感受外邪，饮食所伤，情志不调，禀赋不足及年老体弱、大病久病之后脏腑虚弱。

1. 感受外邪

外感寒湿、暑热之邪伤及脾胃，使脾胃升降失司，脾不升清；或直接损伤脾胃，导致脾失健运，水湿不化，引起泄泻。因湿邪易困脾土，以湿邪最为多见，故有"湿多成五泄""无湿不成泻"之说。

2. 饮食所伤

饮食不洁，使脾胃受伤，或饮食不节，暴饮暴食或恣食生冷、辛辣、肥甘，使脾失健运，脾不升清，小肠清浊不分，大肠传导失司，发生泄泻。

3. 情志失调

抑郁恼怒，易致肝失调达，肝气郁结，横逆克脾，或忧思伤脾，均可致脾失健运，水湿不化，发生泄泻。

4. 禀赋不足，病后体虚

年老体弱，脏腑虚弱，脾肾亏虚，或大病久病之后，脾胃受损，肾气亏虚，或先天禀赋不足，肾阳不足，均可导致脾胃虚弱或命门火衰。脾胃虚弱，不能腐熟水谷、运化水湿，积谷为滞，湿滞内生，清浊不分，混杂而下，遂成泄泻。

三、泄泻辨证论治与中医特色技术应用

（一）暴泻

1. 寒湿内盛证

（1）临床证候　泄泻清稀，甚则如水样，脘闷食少，腹痛肠鸣，或兼恶寒，发热，头痛，肢体酸痛；舌苔白或白腻，脉濡缓。

（2）治法　芳香化湿，解表散寒。

（3）中医特色技术应用　中药拔罐联合恒温雷火灸与中药拔罐联合恒温姜疗交替应用。①中药经络拔罐：选择背部督脉与膀胱经与腹部任脉脾经、胃经交替，隔天1次，每次拔罐20～30个，拔罐时间背部9分钟、腹部及下肢7分钟。拔罐中药：高良姜、香附、乌药、生姜。②恒温雷火灸：选择脾俞、胃俞、中脘、神阙、足三里、阴陵泉穴，隔天上午9～11时（巳时）灸1次，每次20分钟。③恒温姜疗：中药拔罐后在相应经络进行施灸。隔天上午9～11时（巳时）灸1次，每次30分钟。

2. 湿热中阻证

（1）临床证候　泄泻腹痛，泻下急迫，或泻而不爽，粪色黄褐臭秽，肛门灼热，烦热口渴，小便短黄；舌质红，苔黄腻，脉滑数或濡数。

（2）治法　清热燥湿，分消止泻。

（3）中医特色技术应用　①中药刮痧：选择背部督脉、膀胱经与脾经、胃经交替使用，配合大椎、脾俞、胃俞、合谷、足三里、阴陵泉、三阴交穴角刮及点拨。隔天1次，每次30～40分钟。刮痧中药：枳实、厚朴、木香、木通、黄连。②中药拔罐：刮痧后在相应经络及穴位进行拔罐，隔天1次，留罐时间10～13分钟。拔罐中药：大柴胡汤加减，药用柴胡、枳实、黄芩、半夏、大黄、延胡索、郁金。③湿热重者中药刮痧联合平衡罐，治疗第3天下午15～17时（申时）选督脉及膀胱经进行刮痧加强治疗，每次10～15分钟。刮痧后再进行平衡罐治疗，治疗时间40～50分钟。

3. 食滞肠胃证

（1）临床证候　腹痛肠鸣，泻下粪便臭如败卵，泻后痛减，脘腹胀满，嗳腐酸臭，不思饮食；舌苔垢浊或厚腻，脉滑。

（2）治法　消食导滞，和中止泻。

（3）中医特色技术应用　①中药刮痧：选择督脉、膀胱经与脾经、胃经交替刮痧为主，配合大肠俞、脾俞、胃俞、中脘、足三里穴点按。夹痰湿者加用丰隆穴，夹气滞者加用期门、膻中穴。隔天1次，每次30～40分钟。②中药拔罐：刮痧后在相应经络及穴位进行拔罐。隔天1次，每次10～13分钟。刮痧与拔罐中药：枳实、厚朴、大黄。③恒温艾灸：选择大肠俞、脾俞、胃俞与中脘、神阙、期门、足三里穴位交替，每天1次，每次30分钟。

（二）久泻

1. 肝气乘脾证

（1）临床证候　平时心情抑郁，或急躁易怒，每因抑郁恼怒，或情绪紧张而发泄泻，伴有胸胁胀闷，嗳气食少，腹痛攻窜，肠鸣矢气；舌淡红，脉弦。

（2）治法　抑肝扶脾。

（3）中医特色技术应用　①中药刮痧：选择背部膀胱经与华佗夹脊穴（膀胱经与华佗夹脊穴相邻，以膀胱经刮痧为主），配合膈俞、肝俞、胆俞、胃俞穴进行点按。隔天1次，每次15～20分钟。刮痧中药：木香、青皮、橘皮、甘草、乌药、枳壳。②中药拔罐：刮痧后在相应经络、穴位及部位上拔罐。隔天1次，留罐7～9分钟。拔罐中药：柴胡疏肝散加减，药用陈皮、柴胡、川芎、香附、枳壳、芍药、郁金。③恒温艾灸：选择肝俞、脾俞、胃俞、大肠俞与中脘、神阙、足三里穴交替，每天1次，每次30分钟。

2. 脾胃虚弱证

（1）临床证候　大便时溏时泻，迁延反复，稍进油腻食物，则大便溏稀，次数增加，或完谷不化；伴食少纳呆，脘闷不舒，面色萎黄，倦怠乏力；舌质淡，苔白，脉细弱。

（2）治法　健脾益气，化湿止泻。

（3）中医特色技术应用　恒温雷火灸与恒温姜疗交替应用。①恒温雷火灸：选择脾俞、肾俞、涌泉与中脘、神阙、关元、足三里穴交替，隔天上午9～11时（巳时）灸1次，每次20分钟。②恒温姜疗：选择背部督脉、膀胱经与腹部任脉、脾经、胃经穴位交替。先在经络上采用中药走罐3～5分钟，开经络及振奋阳气生发后再施灸。隔天1次，每次30分钟。

3. 肾阳虚衰证

（1）临床证候　黎明前腹部作痛，肠鸣即泻，泻后痛减，完谷不化，腹部喜暖喜按，形寒肢冷，腰膝酸软；舌淡苔白，脉沉细。

（2）治法　温肾健脾，固涩止泻。

（3）中医特色技术应用　恒温雷火灸与中药走罐联合恒温姜疗交替应用。①恒温雷火灸：选择脾俞、胃俞、肾俞、涌泉与中脘、关元、足三里、太溪等穴交替，每天上午 9 ～ 11 时（巳时）灸 1 次，每次 20 分钟。②中药走罐联合恒温姜疗：选择背部督脉、膀胱经与脾经、胃经、肾经交替。先在经络上采用中药走罐 3 ～ 5 分钟，开经络，动员阳气生发。接着在施灸部位衬垫毛巾，铺以新鲜生姜泥 350g。将姜疗架及恒温艾灸灸盒放在姜疗部位上进行施灸，注意观察患者，询问温度，预防烫伤。隔天 1 次，每次 30 分钟。

四、典型病例分享

患者张某，女，65 岁。

主诉：反复大便次数增多半年，加重 1 周。

现病史：患者半年前因受凉后出现大便次数增多，3 ～ 6 次 / 日，质稀，不成形，伴便前脐周隐痛，便后缓解，无黏液脓血便，无发热恶寒。病后当地诊所就诊，予输液及口服蒙脱石散、整肠生等后缓解，但反复发作。1 周前进食生冷后腹泻再发加重，6 ～ 8 次 / 日，伴脐周冷痛不适，自服蒙脱石散未见缓解，遂来诊。症见：大便次数增多，6 ～ 8 次 / 日，质稀，不成形，完谷不化，伴脐周冷痛不适，肠鸣，腹部喜暖喜按，怕冷，腰膝酸软；舌淡苔白，脉沉细。

既往史：有高血压病史近 10 年，平时服用尼福达控制血压，血压控制平稳。

中医诊断：泄泻；肾阳虚衰证。

病机：脾虚湿蕴，气滞寒凝。

治疗原则：温肾健脾，固涩止泻。

中医特色技术应用：恒温雷火灸与中药走罐联合恒温姜疗交替。

（1）恒温雷火灸　选择脾俞、胃俞、肾俞、涌泉与中脘、关元、足三里、太溪等穴交替，隔天上午 9 ～ 11 时（巳时）灸 1 次，每次 20 分钟。以患者感到皮肤温热舒适而不灼痛为度。

（2）中药走罐联合恒温姜疗　选择背部督脉、膀胱经与腹部任脉、脾经、胃经交替。先在经络上采用中药走罐 3 ～ 5 分钟，开经络，动员阳气生发。接着在施灸部位衬垫毛巾，铺以新鲜生姜泥 350g。将姜疗架及恒温灸具放在姜疗部位上进行施灸，注意观察患者，询问温度，预防烫伤。隔天 1 次，每次 30 分钟。

疗效：患者使用中医特色治疗 1 周腹泻、腹痛减轻，大便 2 次 / 日，大便渐成型，腰膝酸软消失，肠鸣减少。继续治疗 1 周，患者诸症皆减，好转出院。

| 第十七章 |

便　秘

一、便秘的概念

便秘是指由于大肠传导功能失常导致的以大便排出困难，排便时间或排便间隔时间延长为临床特征的一种病证。便秘既是一种独立的病证，也是一个在多种急慢性疾病过程中经常出现的症状。西医学的功能性便秘、肠道易激惹综合征、肠炎恢复期、直肠即肛门疾病所致的便秘、药物性便秘、内分泌及代谢性疾病的便秘，以及肌力减退所致的排便困难等，均可参照本篇辨证论治。

《素问·厥论》曰："太阴之厥，则腹满䐜胀，后不利。"《素问·举痛论》曰："热气留于小肠，肠中痛，瘅热焦渴，则坚干不得出，故痛而闭不通矣。"《医学心悟·大便不通》将便秘分为"实闭、虚闭、热闭、冷闭"四种类型。《圣济总录·大便秘涩》根据病因病机将便秘分为风、热、冷、虚、宿食等证型。《伤寒论·辨阳明病脉证并治》用蜜制药挺"内谷道中"及猪胆汁和醋"以灌谷道内"治疗便秘，是最早应用外导法和灌肠疗法的记载。

二、便秘的病因病机

便秘的病因多为感受外邪、饮食不节、情志失调、年老体虚等导致的大肠传导失常。

1.饮食不节

饮酒过多,过食辛辣肥甘厚味,导致肠胃积热,大便干结;或恣食生冷,致阴寒凝滞,肠胃传导失司,造成便秘。

2.情志失调

忧愁思虑过度,或久坐少动,每致气机郁滞,不能宣达,于是通降失常,传导失职,糟粕内停,不得下行,而致大便秘结。

3.年老体虚

素体虚弱,或病后、产后及年老体虚之人,阴阳气血亏虚,气虚则大肠传送无力,血虚则枯,肠道失润,甚则致阴阳俱虚,阴亏则肠道失荣,导致大便干结,便下困难;阳虚则肠道失于温煦,阴寒内结,导致便下无力,大便艰涩。

4.感受外邪

外感寒邪可致阴寒内盛,凝滞胃肠,失于传导,糟粕不行而成冷秘。若热病之后,胃燥热,耗伤津液,大肠失润,亦可致大便干燥,排便困难。

便秘的基本病机为大肠传导失常,病位在大肠,同时与肺、脾、胃、肝、肾等脏腑的功能失调有关。便秘的病性有虚实之分,实证的病机为邪滞胃肠,壅塞不通;虚证的病机为肠失温润,推动无力。

三、便秘辨证论治与中医特色技术应用

(一)实秘

1.肠胃积热证

(1)临床表现 大便干结,数日不通;腹胀腹痛,面红身热,口干口臭,心烦不安,小便短赤;舌红,苔黄燥,脉滑数。

（2）治法　泄热导滞，润肠通便。

（3）中医特色技术应用　①中药刮痧：选择膀胱经、大肠经、脾经及胃经刮痧为主，配合穴位：先刮颈部大椎穴旋刮，然后在脾俞、胃俞、大肠俞、小肠俞穴点拨，再刮腹部天枢穴，最后刮内庭穴。隔天1次，每次30～40分钟。②中药拔罐：选择膀胱经、大肠经与脾经、胃经交替拔罐，隔天1次，留罐时间10～13分钟。刮痧及拔罐中药：黄柏、菊花、冰片、黄芩、枳实。刮痧和拔罐二者交替应用。

2. 气机郁滞证

（1）临床表现　大便干结或不甚干结，欲便不得出，或便而不爽；肠鸣矢气，腹中胀痛，胸胁满闷，嗳气频作，食少纳呆；舌苔黄腻，脉弦。

（2）治法　顺气导滞。

（3）中医特色技术应用　①中药刮痧：先从两胁肋部尤其重刮期门、章门及太冲等穴位，再刮两侧胁腹部日月及中脘穴，最后从足三里及阳陵泉沿着小腿前侧，至上巨虚、下巨虚刮穴。隔天1次，每次30～40分钟。②中药拔罐：选穴肝俞、胆俞、脾俞、胃俞、期门、天枢穴，隔天1次，留罐10分钟。③恒温雷火灸：取穴脾俞、胃俞、大肠俞、支沟与中脘、天枢、归来、太冲交替。每日1次，每次15～20分钟。刮痧及拔罐中药：枳实、莱菔子、神曲、焦山楂。治疗顺序：先刮痧，后拔罐，再做雷火灸。

3. 阴寒积滞证

（1）临床表现　大便艰涩，排出困难；腹痛拘急，胀满拒按，胁下偏重，手足不温，呃逆呕吐；舌苔白腻，脉弦紧。

（2）治法　温里散寒，通便止痛。

（3）中医特色技术应用　①恒温雷火灸：取穴脾俞、胃俞、大肠俞、支沟与中脘、天枢、归来、太冲交替。每日1次，每次20～25分钟。②中药拔罐：取督脉、膀胱经与脾经、胃经交替应用，隔天1次，每次7～9分钟。

（二）虚秘

1. 气虚秘证

（1）临床表现　粪质并不干硬，虽有便意，但临厕努挣乏力，便难排出；汗出气短，便后乏力，面白神乏，肢倦懒言；舌淡苔白，脉弱。

（2）治法　补气润肠。

（3）中医特色技术应用　治疗顺序：先刮痧，后做雷火灸。①中药刮痧：先刮背部肾俞至大肠俞、小肠俞二穴，然后刮腹部天枢至气海穴，再刮下肢足三里、三阴交、公孙穴，刮痧手法由下至上及由外到内补法刮拭，以不出痧及调动气血功能为度。刮痧中药：黄芪、党参、桂枝、升麻。3天1次，每次10～15分钟。②恒温雷火灸：大肠俞、脾俞、胃俞与天枢、气海、关元、归来、足三里穴交替。

2. 血虚秘证

（1）临床表现　大便干结；面色无华，心悸气短，失眠多梦，健忘，口唇色淡；舌淡苔白，脉细。

（2）治法　养血润燥。

（3）中医特色技术应用　①中药刮痧：选择督脉、膀胱经及下肢脾经、胃经穴补法刮痧，配合从大肠俞到脾俞，三阴交到足三里，最后血海穴轻点按。每周2次，每次10～15分钟。刮痧中药：当归、川芎、赤芍。②恒温雷火灸：选择心俞、脾俞、大肠俞与天枢、气海、关元、足三里、三阴交穴交替，每天1次，每次 15 ～ 20 分钟。

3. 阴虚火旺证

（1）临床表现 大便干结如羊屎状；形体消瘦，头晕耳鸣，两颧红赤，心烦少眠，潮热盗汗，腰膝酸软；舌红少苔，脉细数。

（2）治法 滋阴通便。

（3）中医特色技术应用 ①中药刮痧：选择膀胱经从心俞到大肠俞段经络补法刮痧，配合大椎、神门、内关、三阴交穴轻点按。每周 1 次，每次 10 ～ 15 分钟。②中药拔罐：刮痧后在膀胱经心俞到大肠俞段经络及大椎、支沟、曲池、三阴交穴补法拔罐。每周 1 次，留罐 7 ～ 9 分钟。刮痧及拔罐中药：黄芩、地骨皮、柴胡、青蒿。

4. 阳虚秘证

（1）临床表现 大便干或不干，排出困难；小便清长，面色㿠白，四肢不温，腹中冷痛，得热则减，腰膝冷痛；舌淡苔白，脉沉迟。

（2）治法 温阳通便。

（3）中医特色技术应用 ①恒温雷火灸：选取督脉、膀胱经从脾俞到大肠俞部位与中脘、神阙、关元、足三里穴交替。每周 6 次，每次 20 ～ 30 分钟。②中药拔罐：选取督脉、膀胱经、大肠经与脾经、胃经、肾经交替，补法拔罐，每周 1 次，留罐 7 ～ 9 分钟。配合脾俞、肾俞、大肠俞、神阙、天枢、足三里闪罐，以疏通经脉、振奋阳气及调理脾胃气机。拔罐中药：附子、桂枝、生姜、吴茱萸、小茴香、香附。③恒温姜疗：对虚寒重者选择背部督脉、膀胱经与腹部任脉、脾经、胃经加强治疗。先做背部再做腹部，每周 1 次，每次 40 分钟。做恒温姜疗的当天，不做恒温雷火灸。

四、典型病例分享

患者李某，女，68 岁。

主诉：大便排出困难 5 年。

现病史：患者诉 5 年前出现排便困难，发病以来曾多次寻求中西医治疗，长期自行间断服用番泻叶、香丹清等药物治疗，效果不佳。昨日电子肠镜检查示"大肠黑变病"。刻诊症见：大便排出困难，质不干，2～4 天一行，自觉腹部冷痛，腰膝酸冷，乏力，畏寒喜暖，小便清长，每晚夜尿 2～3 次；舌淡，苔白，脉沉迟。

既往史：无特殊。

中医诊断：便秘；虚秘证（阳虚秘）。

辨病机：肾阳亏虚，肠道失于温煦，传导无力。

治疗原则：健脾化湿，理气散寒。

中医特色技术应用：

（1）中药拔罐联合恒温姜疗　选择督脉及膀胱经补法闪罐，调动阳气为度。每周 1 次，时间 5～10 分钟。拔罐中药：肉苁蓉、当归、党参、桂枝、小茴香、淫羊藿、茯苓、藿香、生姜。中药拔罐后接着进行恒温姜疗，选择背部督脉、膀胱经与腹部任脉、脾经、胃经交替。每周 1 次，每次灸 30 分钟。

（2）恒温雷火灸　脾俞、胃俞、肾俞、大肠俞与神阙、气海、关元、天枢、足三里穴交替，每周 6 次，每次 20 分钟。做恒温姜疗的当天，不做恒温雷火灸。

疗效：患者使用中医特色治疗 1 周自觉身体轻便，腹部冷痛症状减轻，腰膝酸冷、畏寒喜暖症状改善，乏力也随之减少。继按原方案治疗 1 周，患者诸症皆减好转出院，嘱其定期返院行恒温姜疗。

下篇参考书目

1. 吴勉华，王新月 . 中医内科学［M］. 北京：中国中医药出版社，2012.

2. 张伯礼，薛博瑜，吴伟 . 中医内科学［M］. 北京：人民卫生出版社，2016.

3. 张伯礼，吴勉华 . 中医内科学［M］. 北京：中国中医药出版社，2017.

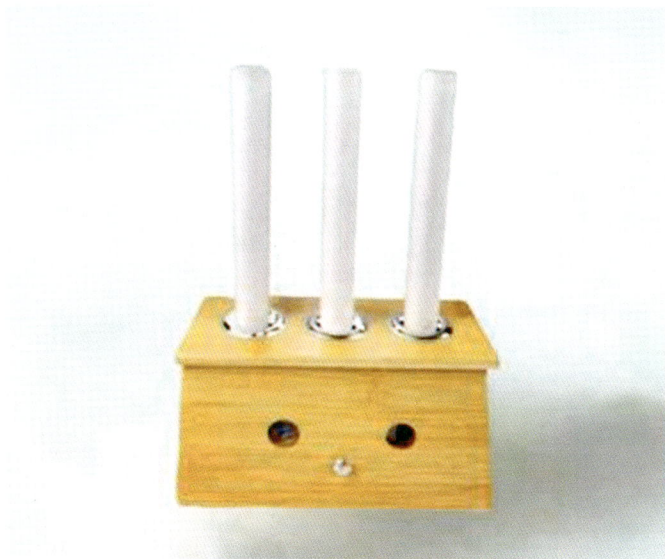

图1-1 传统艾灸盒：将艾条插入艾盒弹簧圈内固定

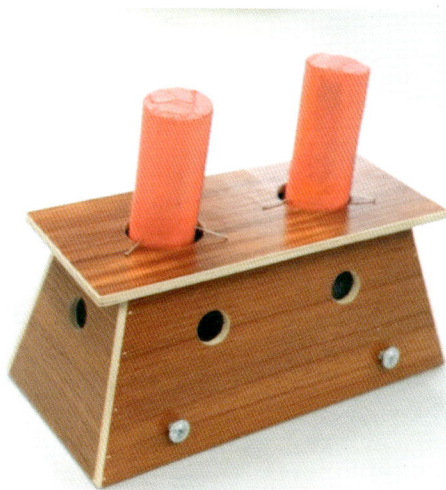

图1-2 传统雷火灸盒：雷火灸使用大头针固定

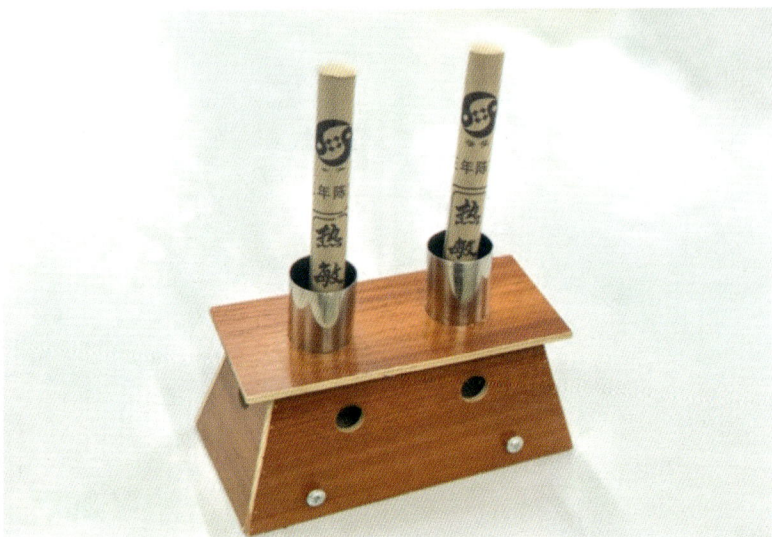

图 1-3 恒温艾灸盒：采用不锈钢灸筒与灸网连接固定艾条

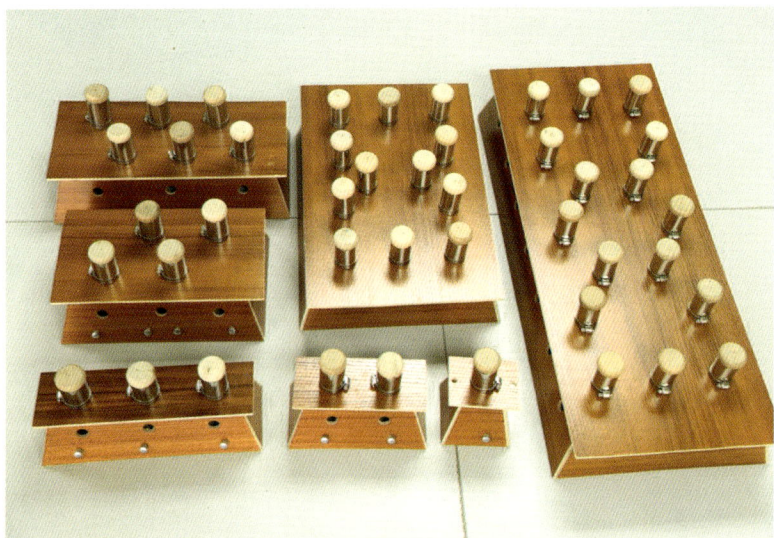

图 1-5 恒温灸具图

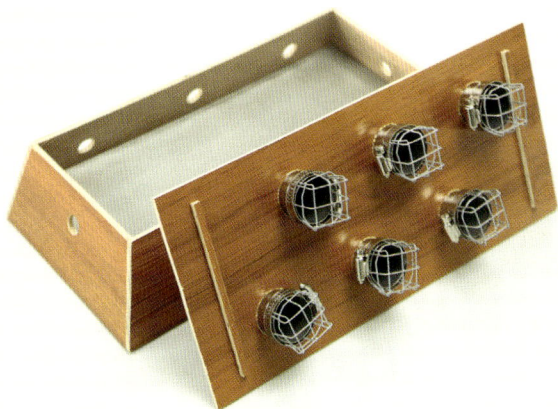

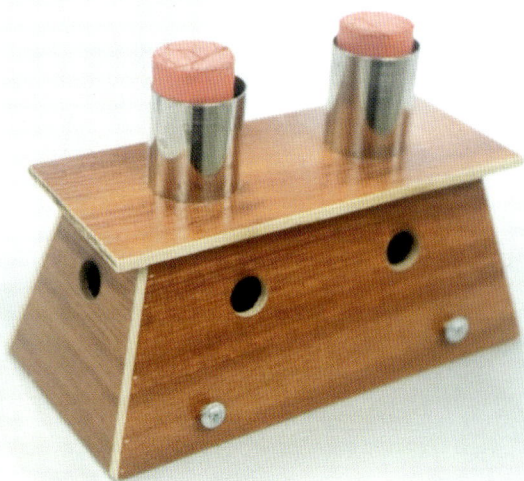

图 1-4 恒温雷火灸盒：采用不锈钢灸筒与灸网连接固定灸药

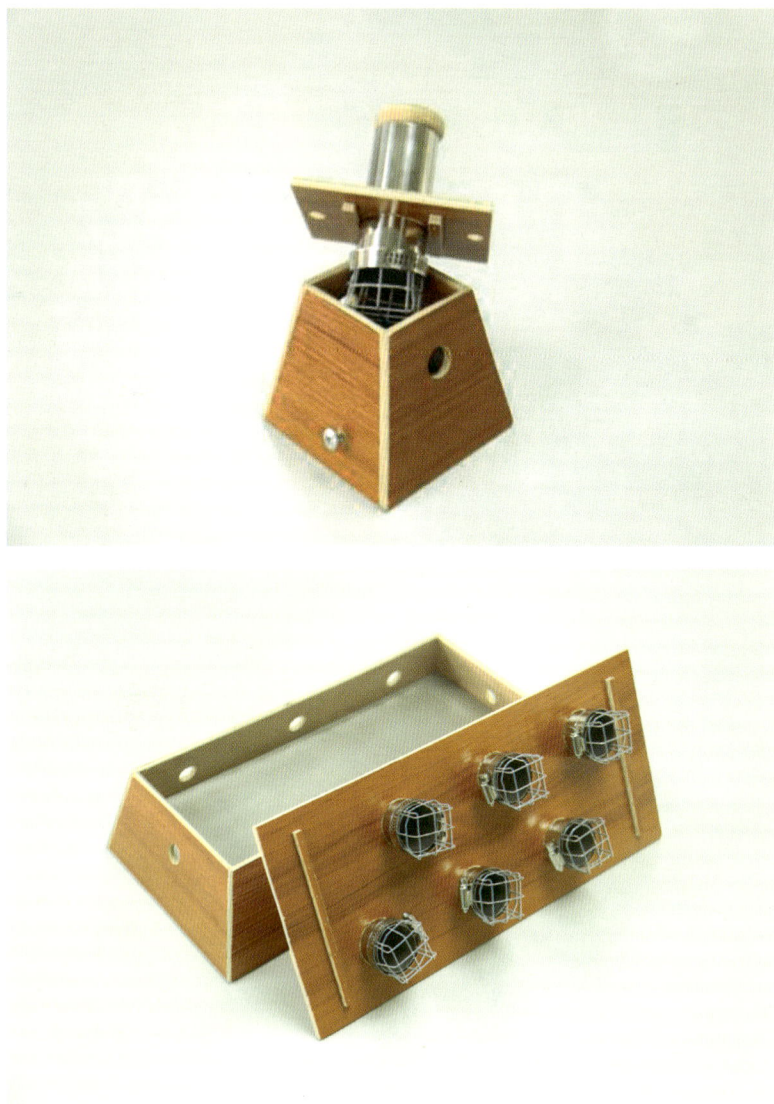

图 2-1　恒温灸具创新

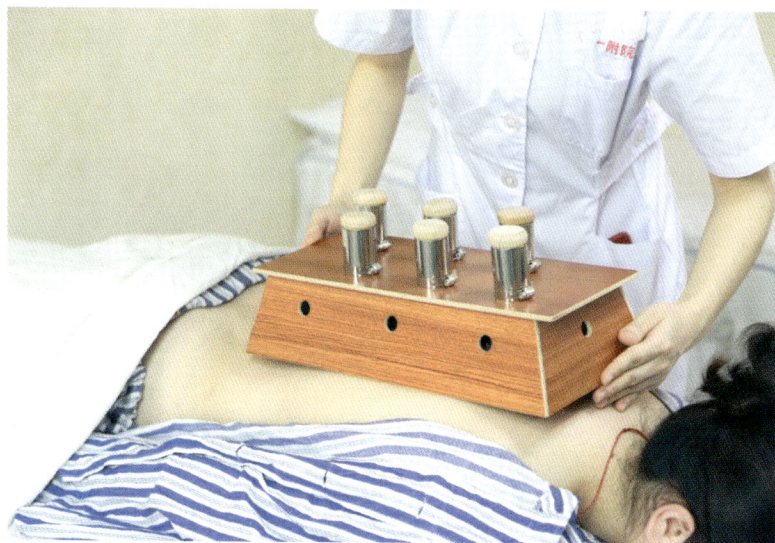

图 2-2 操作步骤一：灸药放入灸筒后置于施灸部位

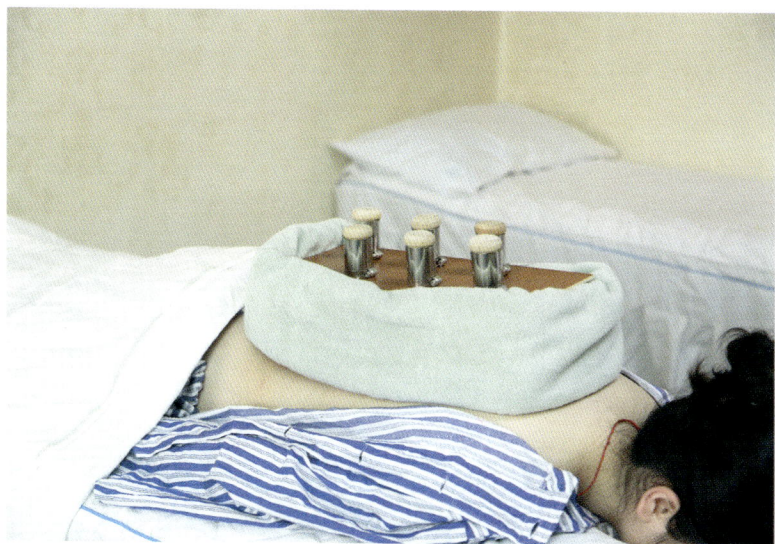

图 2-3 操作步骤二：采用浴巾包裹与固定灸盒

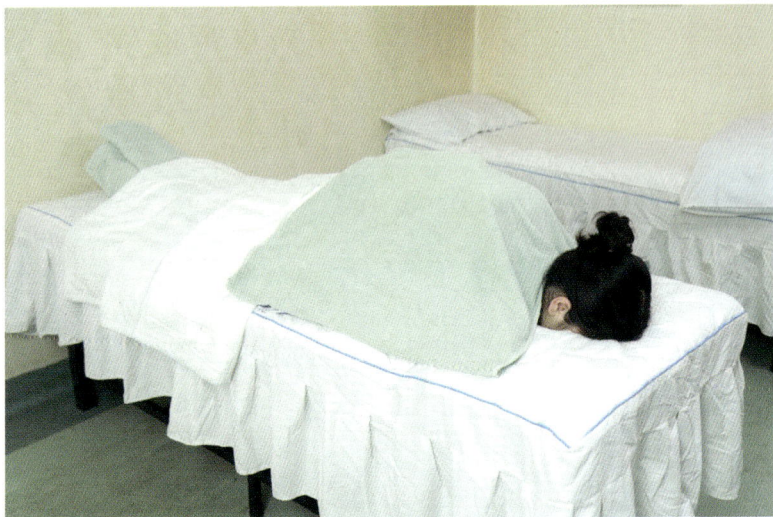

图 2-4　操作步骤三：大浴巾盖于灸盒上方保温与防烟外散

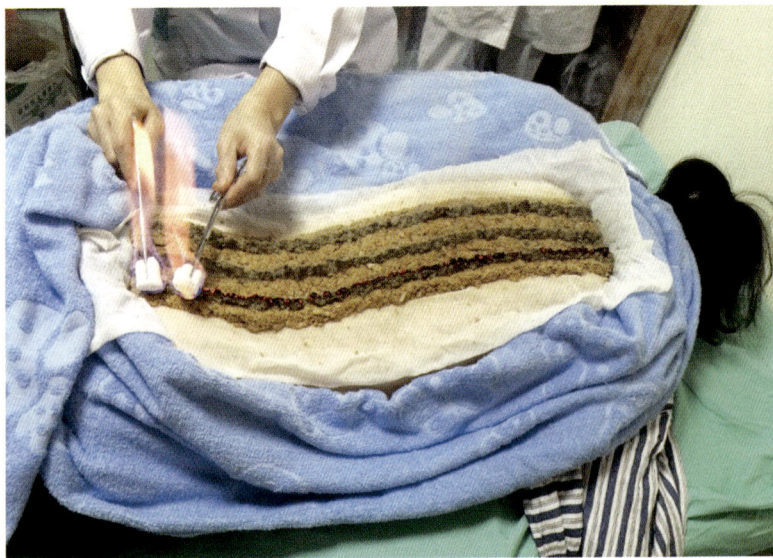

图 3-1　传统姜疗：铺姜泥与艾绒后点火施灸

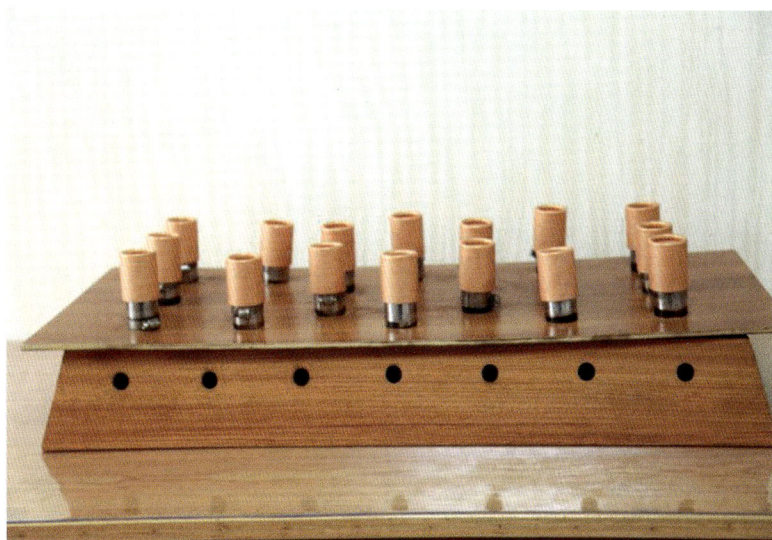

图 3-2　16 孔恒温灸具

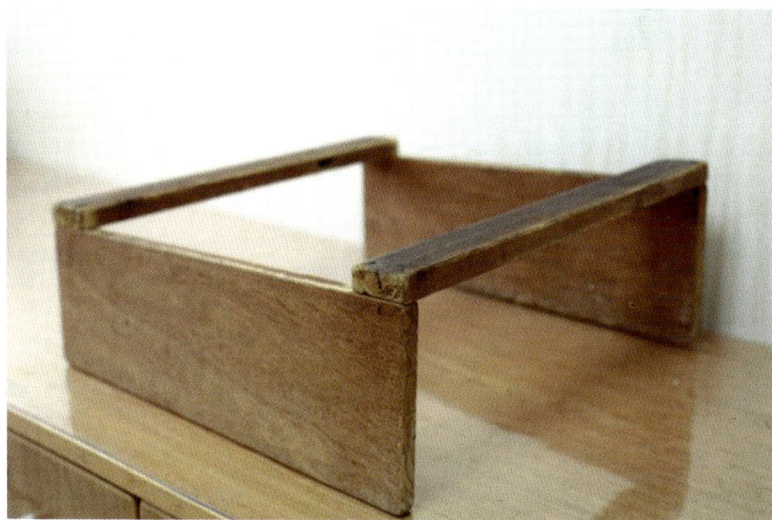

图 3-3　姜疗架

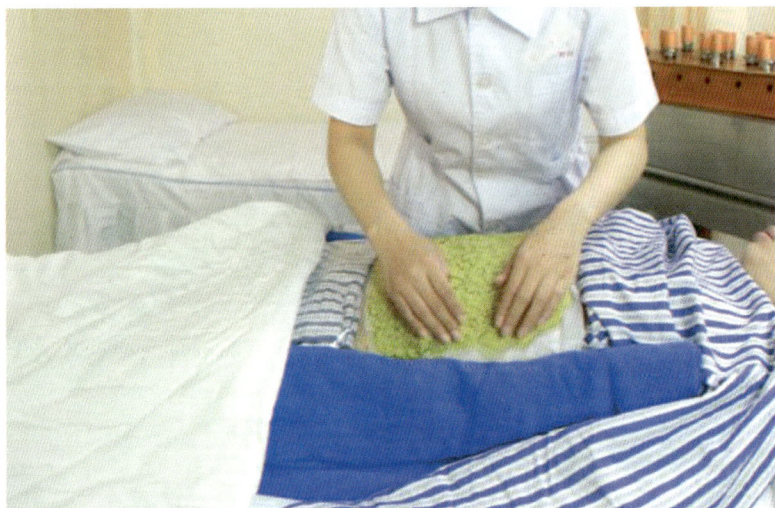

A. 腹部铺姜泥

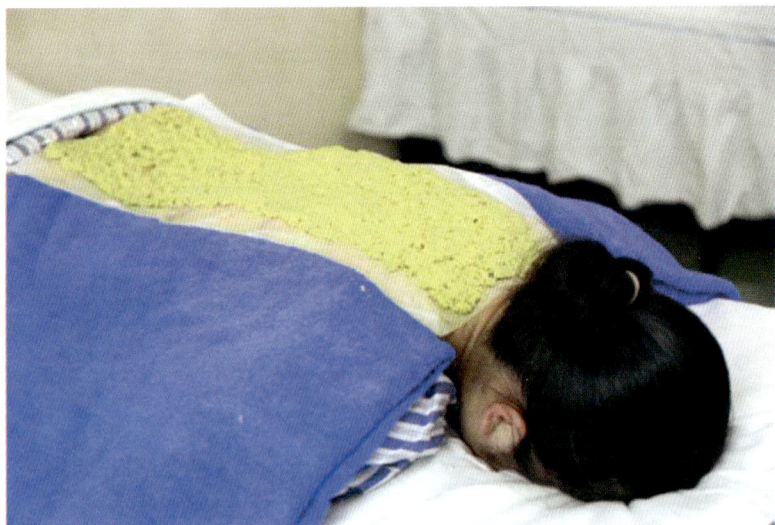

B. 背部铺姜泥

图3-4 操作步骤一：施灸部位铺姜泥

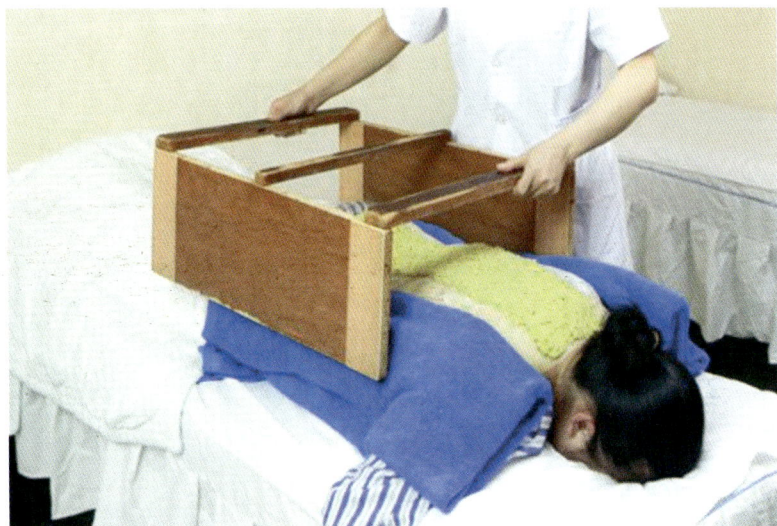

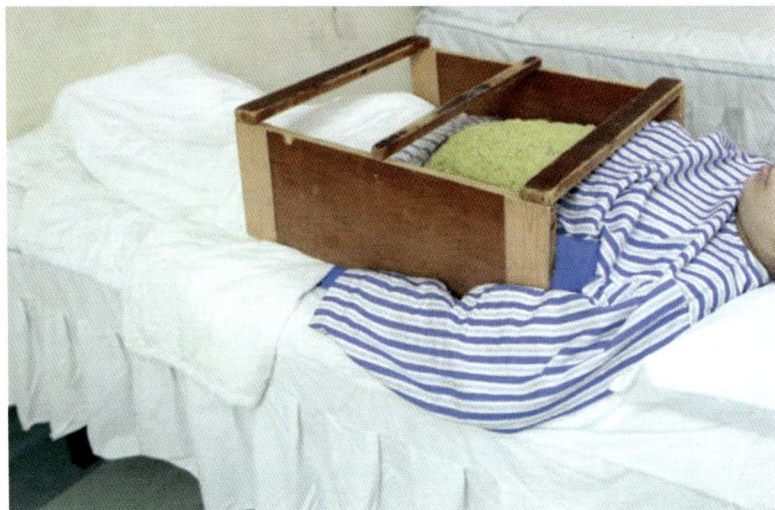

图 3-5　操作步骤二：姜疗架支撑在患者身体两侧

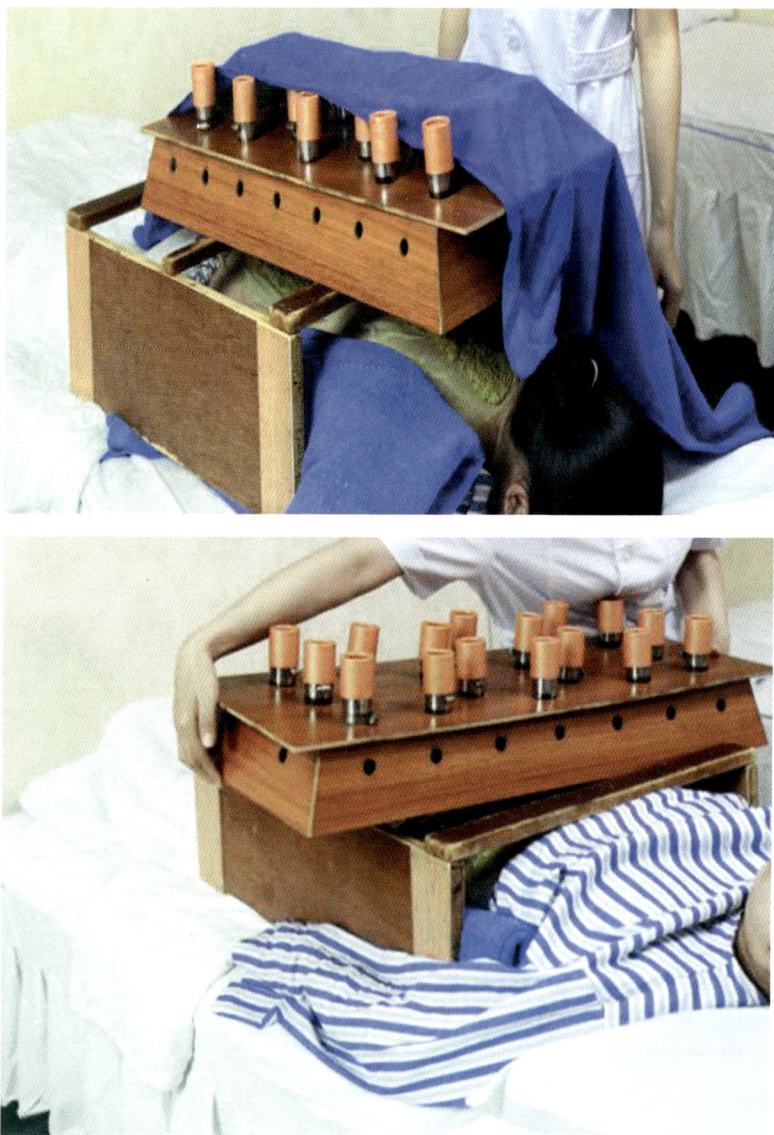

图 3-6 操作步骤三：点燃艾灸放于灸具里并将灸具放在姜疗架上

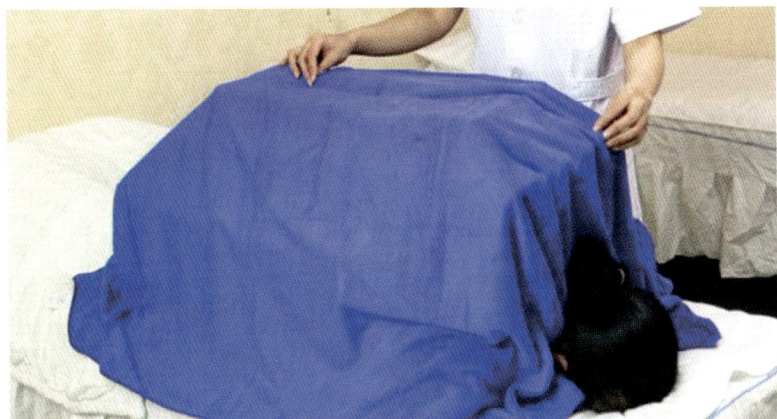

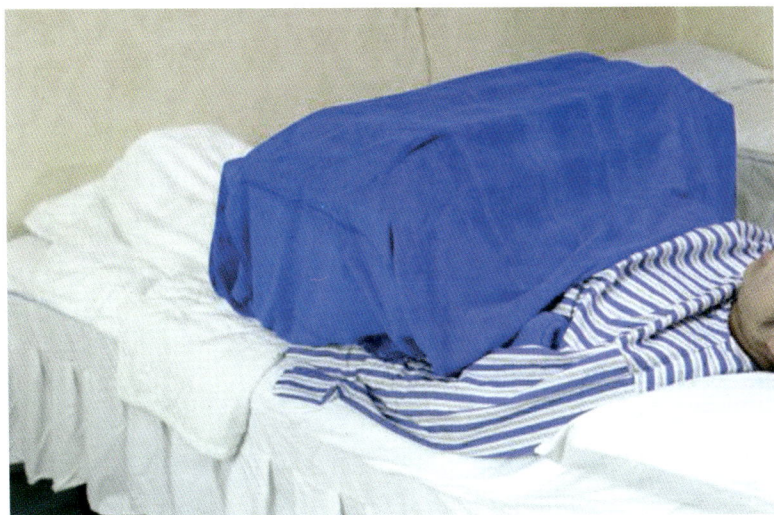

图 3-7　操作步骤四：大浴巾盖于灸盒上方保温与防烟外散

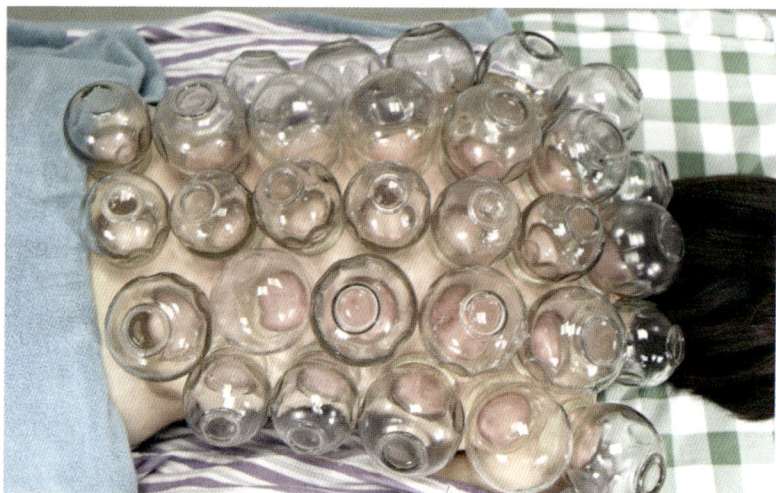

图 4-1　玻璃罐拔罐

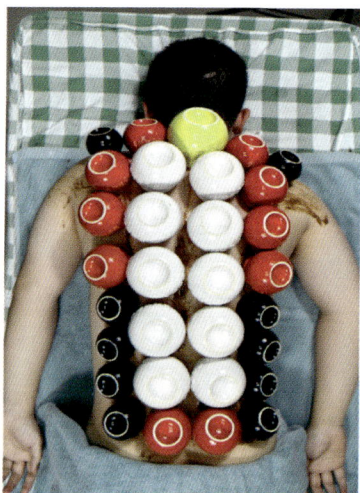

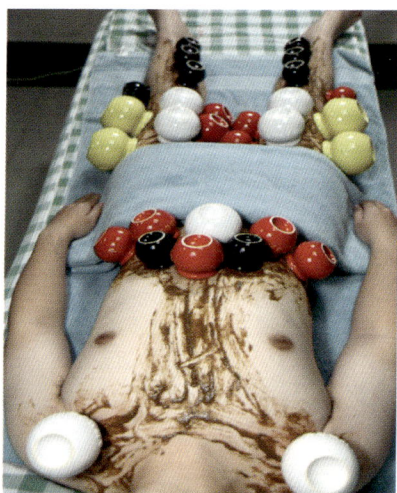

A. 陶瓷罐背部拔罐　　　　　　　B. 陶瓷罐腹部及下肢拔罐

图 4-2　陶瓷罐拔罐

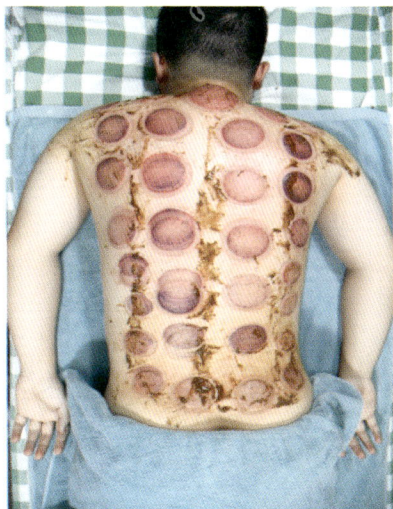

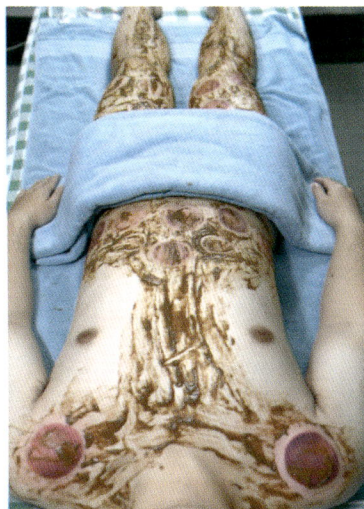

A.陶瓷罐背部罐痧   B.陶瓷罐腹部及下肢罐痧

图 4-3   陶瓷罐拔罐效果

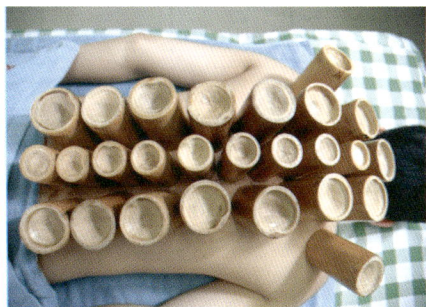

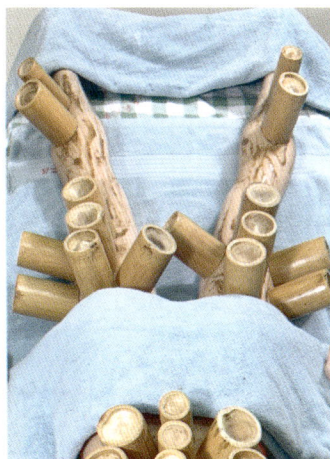

A.竹罐背部拔罐   B.竹罐腹部及下肢拔罐

图 4-4   竹罐拔罐

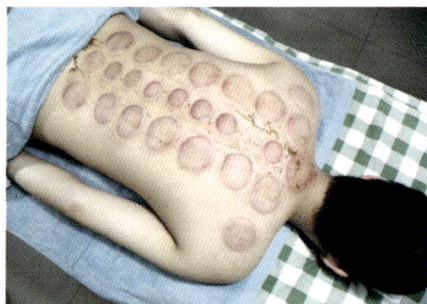

A. 竹罐背部罐痧   B. 竹罐下肢罐痧

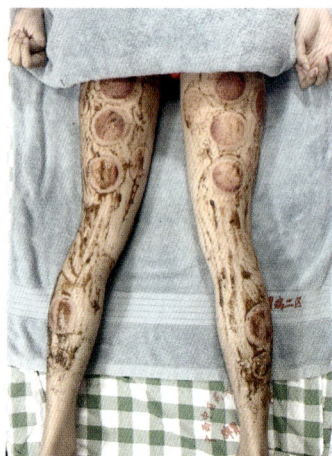

图 4-5   竹罐拔罐效果

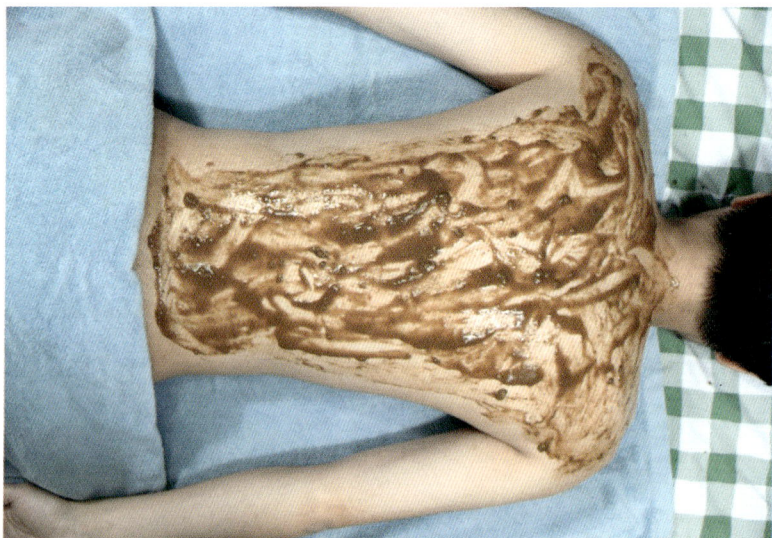

图 5-1   将中药散剂调为糊状后涂在刮痧部位

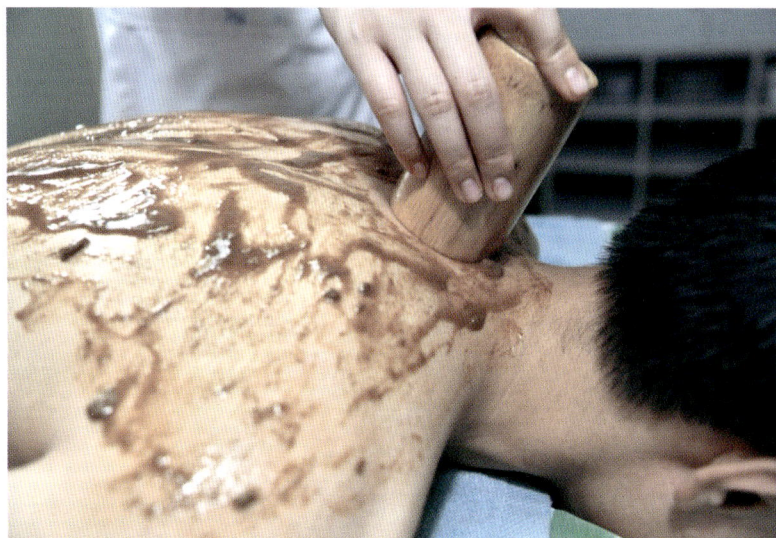

图 5-2　筒刮

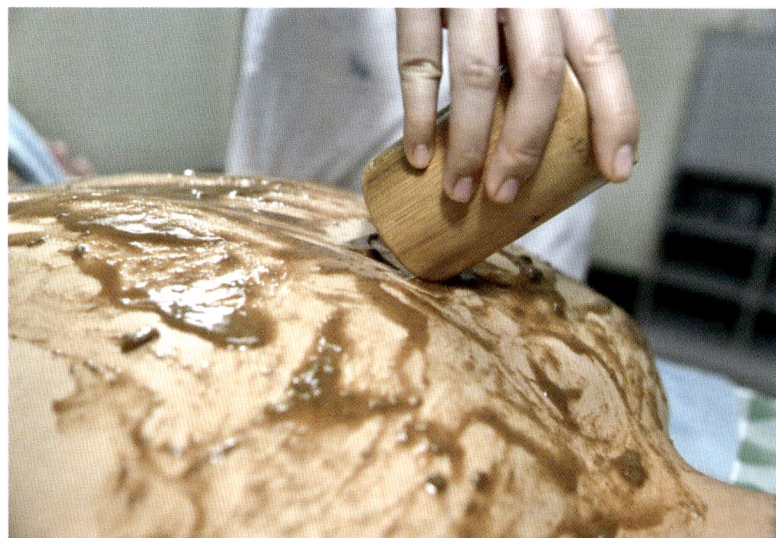

图 5-3　弧刮

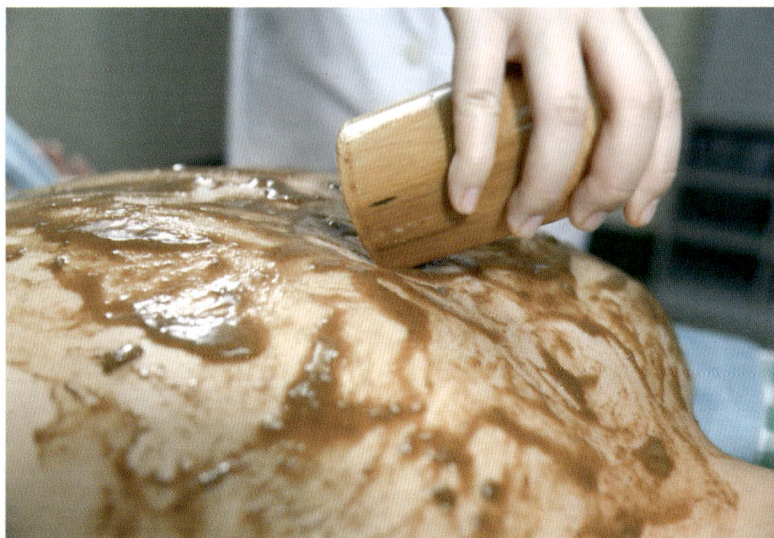

图 5-4　角刮

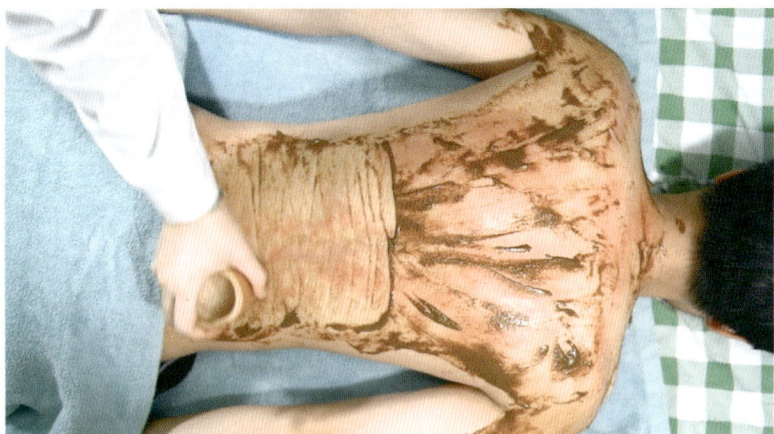

图 5-5　刮痧效果